W0397718

venez toutes bloguer sur
www.lesparesseuses.com

Les Abdo-fessiers

des paresseuses

Lydie Raisin

Les Abdo-fessiers
des paresseuses

MARABOUT

© Hachette Livre (Marabout), 2008
Toute reproduction d'un extrait quelconque de ce livre par quelque procédé que ce soit, et notamment par photocopie ou microfilm, est interdite sans autorisation écrite de l'éditeur.
Tous droits réservés.
Aucune partie de ce livre ne peut être reproduite sous quelque forme que ce soit ou par quelque moyen électronique ou mécanique que ce soit, y compris des systèmes de stockage d'information ou de recherche documentaire, sans autorisation écrite de l'éditeur.

venez toutes bloguer sur www.lesparesseuses.com

Sommaire

Avant-propos

Pourquoi ce guide va vous aider

Vous désirez être en forme sans faire beaucoup d'efforts ?

Vous avez l'impression que les programmes ne sont pas souvent adaptés aux personnalités comme la vôtre ?

Vous avez le ventre flasque et la fesse triste, et, paresseuse ou pas, vous vous dites qu'il est temps de faire quelque chose ?

Toutes vos amies sont de véritables folles furieuses des salles de remise en forme et vous poussent sournoisement à pratiquer des exercices de torture ?

Vous avez constaté un léger – mais vraiment très léger – ramollissement de la fesse gauche ?

Vous ne rentrez plus dans votre jean ultra-slim et avez remarqué que des accoudoirs ont poussé durant la nuit du côté de vos hanches ?

En bonne paresseuse, vous trouvez fatigant de faire de la gymnastique debout et préférez de beaucoup les exercices en position assise ou couchée ?

Vous vous sentez motivée pour pratiquer, sans stress, un effort physique modéré, pourvu que vos grasses matinées dominicales ne soient pas zappées pour autant ?

Vous aimeriez vous payer le luxe de faire vos séances de remise en forme à l'abri des regards ? en pyjama ? pas coiffée ?

Vous n'aimez pas spécialement la gym, ni d'ailleurs l'activité physique en général ?

Pourtant, dans vos rêves les plus fous, vous aimeriez changer ? Oh, juste un peu ? Aujourd'hui, vous êtes paresseuse... mais demain, peut-être serez-vous devenue une super-sportive ?

Ça y est, c'est décidé : après avoir longuement bataillé contre vous-même, vous vous dites que, cette fois-ci, l'essai sera le bon. Les muscles mous et l'allure fatiguée : c'est fini ! À vous les fesses bien fermes et les abdos toniques comme vous aimez. Grâce à ce guide, vous verrez qu'il est possible de retrouver facilement un ventre plat et des fesses fermes, sans faire trop d'efforts, en ayant simplement un minimum de bonne volonté.

Avant de rentrer dans le vif du sujet, rappelez-vous toujours ces deux principes de base :

1. Il vaut mieux faire 15 minutes d'exercices par jour plutôt que rien du tout.

2. Le but est la recherche d'un certain plaisir dans l'effort.

Et si vous décidiez aujourd'hui de ne plus être paresseuse ? Ne vous fâchez pas, c'était juste une suggestion !

1

Comment ce guide va vous cultiver… physiquement

Vous pratiquez le « fridge-attack » et le « chaise-longue body contact » ?

Hum… Ce n'est pas avec cela que vous allez pouvoir vous trémousser dignement sur la plage l'été prochain ! En digne héritière d'une longue lignée de paresseuses, vous voudriez que l'on vous laisse tranquille, dans votre paresse jouissive et récupératrice. D'accord ! Mais ce n'est pas parce que vous êtes adepte du non-agir que vous ne voulez rien faire du tout. Cela tombe bien, car toutes les études prouvent qu'une activité physique régulière et appropriée, ainsi qu'une hygiène de vie adaptée maintiennent le corps et l'esprit en très bon état. Et puisque vous râlez déjà, sachez qu'il suffit simplement d'un peu de temps et de bonne volonté pour obtenir des résultats tout à fait satisfaisants.

Le « sport » ? Ça s'écrit comment ? C'est quoi ? Ça sert à quoi ?

Si vous n'êtes pas adepte du sport, vous êtes en tout cas adepte de la mauvaise foi. Mais rassurez-vous, ce guide ne souhaite pas vous faire culpabiliser. Il est tout à fait normal de ne pas avoir envie de bouger son petit corps après une journée de travail harassante, lorsqu'on a des enfants et tout un tas d'autres choses dont il faut s'occuper. Si les journées de 24 heures étaient extensibles, cela se saurait.

Pour autant, vous ne pouvez pas dire que vous n'avez pas 15 minutes à vous consacrer chaque jour. Vous le faites bien pour appliquer une crème corporelle, appeler une copine, parler avec votre ex (quoi ?) sur MSN pendant que Jules a le dos tourné… 15 minutes par jour, quand on y réfléchit bien, ce n'est tout de même pas la mer à boire. Alors voici quelques arguments pour achever de vous convaincre de les utiliser à bon escient, à très bon escient, à très très bon escient.

C'est bon pour la santé

Le sport constitue l'une des meilleures préventions contre les maladies cardio-vasculaires, l'obésité, l'ostéoporose et le cholestérol ; une activité sportive d'endurance augmente le taux sanguin du « bon cholestérol » et abaisse celui du « mauvais cholestérol ». Le sport est également un excellent antistress. De plus, grâce à lui, vous pouvez vous permettre des excès de nourriture ponctuels sans grossir : choueeeeeettte ! – On a dit « ponctuels » !

Conseil

Si commencer à pratiquer des exercices pour les abdo-fessiers vous semble traumatisant, abominable, contre-nature, insurmontable… faites tout d'abord et tout simplement de la marche à pied. Au moins 30 minutes par jour vous permettront de vous lancer plus agréablement dans une activité disons plus intense. Et quand on dit « intense », on exagère juste un peu.

C'est bon pour le moral

Les programmes télé dédiés à la remise en forme vous donnent des sueurs froides, les termes « low-impact-aerobic », « body pump » et « freestyle renforcement » évoquent pour vous de nouvelles formes de violence urbaine ; quant aux salles de sport, vous êtes convaincue qu'elles sont avant tout des lieux de rencontre pour cœurs en peine. Et pourtant, nous sommes sûrs que ce guide va vraiment vous faire changer d'avis et vous donner chaque jour un peu plus d'entrain et de motivation.

Ces 15 minutes par jour, outre le fait d'améliorer votre condition physique et de resculpter certaines zones rebelles, vous donneront la pêche, le sourire et, soyez-en sûre, un peu plus confiance en vous. De plus, il est prouvé que durant un effort continu, l'hypothalamus sécrète de l'endorphine – vous savez, cette hormone qui rend les gens heureux. Vous aimez vous faire plaisir, pas vrai ? Alors vous aimerez ce que l'on a à vous proposer.

« Justement, que me proposez-vous ? »

Ce guide s'appuie sur une méthode sérieuse et simple qui s'adresse à toutes sans exception et ne présente aucune contre-indication. De plus, il est pensé pour la femme active que vous êtes et s'intègre parfaitement dans votre quotidien puisqu'il ne vous prendra pas plus de 15 minutes par jour.

Un programme de 3 semaines à votre portée

Tous les muscles du corps doivent pouvoir répondre favorablement à des types d'efforts différents ou soudains et, pour cela, il faut qu'ils soient convenablement entraînés. Les muscles pour les abdominaux et pour le ventre ne font pas exception. Nous vous proposons donc un programme de 3 semaines à renouveler, comportant 5 exercices (2 techniques pour le ventre, 2 techniques pour les fessiers et 1 exercice de stretching) à réaliser du lundi au samedi.

- **Les exercices pour le ventre et les exercices pour les fessiers** ont pour vocation de raffermir et d'éliminer peu à peu la couche graisseuse sur le ventre et les hanches.
- **Le stretching** permet d'assouplir les muscles que vous avez exercés, d'éviter les courbatures et d'obtenir une belle musculature tout en longueur.

Un peu de brioche ?

Beaucoup de gens ont du ventre en raison d'une distension de leurs muscles abdominaux ; en effet, peu tenus, les organes ont tendance à se relâcher, donc à prendre plus de volume. La musculation renforce la tonicité de la sangle abdominale et aide ainsi les organes à rester en place. Cependant, pour atteindre ce résultat, il faut s'entraîner intensément et régulièrement : jumelée à une bonne hygiène alimentaire, la pratique régulière de certains exercices sur un rythme dynamique favorise l'élimination de la couche graisseuse du ventre. Pour chaque personne, le temps d'obtention d'un résultat satisfaisant varie selon ses caractéristiques et son sérieux.

Une progression sans stress ni grosses gouttes de sueur

Les techniques choisies ne sont pas toutes du même niveau de difficulté afin de vous permettre de progresser, mais aussi de récupérer. Elles sont notées selon un niveau de difficulté qui va de 1 (★☆☆) à 3 (★★★) étoiles. Ainsi, votre première semaine commence par un programme tout en douceur, lequel s'achève à l'issue d'une troisième semaine avec des exercices plus soutenus. Mais rassurez-vous, toutes les techniques que nous vous proposons sont idéalement pensées pour la paresseuse que vous êtes. Elles sont dans leur ensemble faciles et agréables à pratiquer.

C'est vous qui choisissez

Vous pouvez :

- soit suivre le programme de 3 semaines conseillé pour une progression optimale ;
- soit composer vous-même votre entraînement en choisissant les exercices que vous voulez réaliser.

Pour un résultat optimal

Vous rêvez de fesses admirables et d'un ventre en acier pour pouvoir frimer sur la plage cet été ?

- Entraînez-vous assidument, c'est-à-dire 6 fois par semaine, comme nous vous le conseillons dans ce guide.
- Si vous disposez de plus de temps, ajoutez à chaque série un mouvement pour progresser en douceur et sans traumatisme.

Pour éviter d'augmenter ou de voir apparaître des tissus graisseux (pouahhh !) :

- surveillez votre alimentation et suivez les conseils du chapitre 6 ;
- n'hésitez pas à consulter un diététicien.

Pour brûler plus vite la couche graisseuse sur le ventre et les fessiers :

- ne ratez pas une occasion de vous dépenser au quotidien, comme monter les escaliers, marcher..., en plus des exercices spécifiques conseillés dans ce guide (voir chap. 2) ;
- si possible, faites au moins 1 fois par semaine une activité cardio-pulmonaire comme le jogging, l'aérobic, la danse, etc.

Une nouvelle philosophie de vie, sans y penser !

Vous pouvez changer ! C'est possible sans faire trop d'efforts ! Nous ne vous demanderons jamais d'abandonner vos petites habitudes (sauf les très mauvaises), simplement d'être :

Assidue

Évitez au maximum de zapper une séance car le résultat ne peut être obtenu que si l'on s'entraîne régulièrement.

Courageuse

Forcez-vous à faire 1 ou 2 répétitions de plus, même si vous n'avez pas une forme olympique ou que vous êtes face à un canapé moelleux qui n'attend que vous.

Décontractée

Impossible d'obtenir des résultats si l'on est tendue et stressée. Avant de commencer l'entraînement, il importe donc, si vous êtes contractée, d'inspirer 2 à 3 fois par le nez, puis d'expirer par la bouche le plus longuement possible.

Est-ce que cela marche vraiment ?

Il est courant d'entendre des femmes se plaindre de n'obtenir aucun résultat, par exemple pour raffermir le haut des fessiers, alors qu'elles pratiquent des exercices depuis de nombreuses années. Pourquoi ? Tout simplement parce qu'elles n'utilisent pas la bonne technique ! Chaque partie du ventre ou des fessiers doit être renforcée avec des exercices précis et appropriés à chaque groupe musculaire.

Ce guide se propose de bien vous informer sur :

- l'endroit exact du corps qu'exerce chaque technique proposée ;
- les erreurs à ne pas faire, en vous donnant le maximum d'indications, notamment dans l'encadré « Trucs de paresseuses » ;
- les variantes correctes à faire sans erreurs, afin d'éviter l'ennui.

C'est entre autres pour cela que chaque programme journalier a été pensé avec attention et testé par une centaine de femmes avant de vous être proposé. Vous pourrez compter sur un résultat visible au bout de 3 mois seulement. Bien entendu, vous éviterez de vous ruer sur le plat de lasagnes de 2 kilos que vous aura conconcté Belle-Maman ou de glander durant tout un week-end devant *Sex and the City* à l'issue des 3 mois. Il s'agira de conserver une activité modérée, mais continue, pour que vos efforts paient sur le long terme.

> **Important**
>
> Toutes les techniques de ce guide ont été sélectionnées dans le souci de sécuriser votre dos au maximum.

Vous ne pouvez plus reculer, mais…

On vous laisse tout de même le choix des armes. On sait mieux que quiconque à quel point l'assiduité n'est pas chose évidente de nos jours, surtout pour une femme fatiguée, stressée, débordée par le travail et la famille. Ce guide est le vôtre, il a été fait et pensé pour vous. C'est pour cela que notre méthode se décline en deux possibilités.

La méthode dirigée

Il s'agit de la méthode que nous vous recommandons. Vous suivez à la lettre le programme sur 3 semaines à raison de 15 minutes d'entraînement journalier (6 jours sur 7) et vous le réalisez chaque mois en utilisant les variantes afin de diversifier au maximum vos séances.

Les avantages

Cette solution propose un encadrement permanent et surtout permet de ne pas commettre d'erreur au niveau de l'action des muscles, afin d'obtenir un résultat de retonification musculaire équilibré et harmonieux. En effet, le choix des exercices est effectué sur des critères bien précis, après mûre réflexion ; ils sont proposés avec :

- un souci constant de progression dans l'effort ;
- une optique de sécurité totale au niveau de la gestuelle et de sa place dans le programme d'entraînement ;

- une volonté d'objectif vraiment très performant quant au résultat ;
- le constat que toutes les fibres musculaires des zones visées sont mises en action (d'où une remise en forme générale).

Cette solution est donc pour vous :

- si vous êtes un peu disciplinée ;
- si vous désirez un résultat rapide et optimal ;
- si vous n'avez pas le temps ni l'envie de composer votre programme ;
- s'il vous semble réalisable de consacrer 15 minutes par jour à l'effort.

La méthode personnalisée

Vous composez votre propre programme en choisissant les techniques qui vous plaisent le plus.

Les avantages

Cette solution permet une totale liberté et présente l'avantage de n'exercer qu'une (ou des) partie(s) précise(s) du corps durant le temps que vous désirez. Elle vous permet :

1. de supprimer de votre programme les techniques que vous n'aimez pas ;

2. de ne pas ressentir d'obligation ;

3. de vous entraîner d'une façon destructurée (ce qui est mieux que rien) si vos obligations ne vous permettent pas une assiduité d'entraînement.

Cette solution est faite pour vous :

- si vous détestez les contraintes ;
- si vous ne désirez faire que les exercices qui vous plaisent vraiment ;
- si vous ne vous entraînez qu'occasionnellement ou en complément ponctuel de cours collectifs.

Conseil

N'hésitez pas à permuter un exercice qui ne vous convient pas avec un autre dans un programme. Vous avez l'embarras du choix ! Mais, surtout, n'occultez pas une technique.

Quelques précautions à prendre avant le grand saut

Il est impossible de se lancer dans une activité physique quelconque en toute sécurité sans prendre certaines précautions :

Faites un bilan complet

Avant de pratiquer les techniques de ce guide, nous vous conseillons vivement de consulter votre médecin traitant de manière à faire un bilan de santé complet. Ainsi, vous connaîtrez les exercices à éviter le cas échéant. Mais ce n'est pas une raison pour tomber dans la paranoïa et prôner l'inactivité en raison d'une douleur sensible bien localisée ! Si vous avez un genou fragile, rien ne vous empêche de travailler vos abdominaux couchée sur le sol !

Et n'oubliez pas : la culture physique peut être pratiquée avec beaucoup de douceur et se révèle extrêmement bénéfique tout au long de la vie, y compris après 60 ans – ce qui vous laisse un peu de marge !

10 choses à éviter si vous voulez nous faire plaisir !

1. Ne jouez pas à la super-nénette-de-salle-de-gym

Réaliser les mouvement sur un rythme trop rapide en ne les faisant qu'à moitié ne vous sera pas profitable – et ne vous rendra pas plus crédible. Au contraire, cela vous démotivera plus vite que vous ne l'auriez imaginé.

2. N'en faites pas qu'à votre tête

Alors comme ça, vous avez décidé de vous entraîner 10 minutes une semaine, 30 minutes par jour la semaine suivante (histoire de compenser et de déculpabiliser), puis à nouveau 1 fois par semaine (pour vous remettre de la semaine passée) ? Euh… C'est qui le coach ici ?

3. Ne jouez pas les *fashion victim*

Des super-baskets rose irisé, un bandeau antisueur Niouke et un justaucorps de pro avec absorption des chocs ventraux et latéraux hyperpropulsés ne vous seront d'aucun secours. Les premiers temps, vous souffrirez comme tout le monde, alors pas de chichis.

4. Ne vous entraînez pas avec une personne d'un niveau supérieur au vôtre

Vous auriez toujours l'impression d'avoir un train de retard. Or, l'important est d'aller à votre rythme et de ne pas vous faire violence au point de vouloir tout laisser tomber.

5. Ne mangez pas comme un moineau

En effet, il serait inconscient de suivre un régime hypocalorique strict en pratiquant une activité physique. Votre corps a des besoins, soyez à l'écoute.

6. Ne vous prenez pas pour Jacques Maillol

Pour chaque exercice, vous serez éclairée sur la meilleure façon de respirer. Surveillez votre respiration durant l'effort et ne travaillez surtout pas en apnée. C'est absolument essentiel.

7. Ne tentez pas le diable

Attention ! Faire des exercices en cas d'obésité peut être dangereux. Il faut maigrir d'abord et s'entraîner ensuite sous surveillance médicale.

8. N'improvisez pas

Avec le temps, vous vous sentirez probablement pousser des ailes. N'oubliez pas qu'il est important de suivre scrupuleusement les conseils qui vous sont donnés. N'inventez ou ne réalisez donc pas vos propres exercices sans les conseils d'un professionnel.

9. Ne rentrez pas dans une routine

Variez les techniques, au risque de vous retrouver avec une fesse plus haute que l'autre. Mais non, on rigole !

10. Ne vous relâchez pas

Il est important de contracter vos muscles abdominaux durant la réalisation des exercices pour le ventre.

2

Comment mettre toutes les chances de votre côté

Et si je ne veux pas devenir un canon, je fais comment, moi ?

Singulière comme vous êtes, il est possible que vous vous posiez tout un tas de questions sur ce programme « spécial abdo-fessiers ». Mais, justement, c'est quoi les abdo-fessiers ?

Avant de commencer une activité physique, sans doute souhaitez-vous tout savoir sur vos muscles, le meilleur moment de la journée pour faire du sport ou les astuces pour ne pas trop vous fatiguer tout en obtenant des résultats spectaculaires, car, après tout, n'est pas paresseuse qui veut ! C'est une donnée acquise : on va vous resculpter le corps que vous n'auriez même pas osé imaginer dans vos rêves les plus fous… Bon, n'exagérons rien, il va falloir souffrir un tout petit peu quand même !

Des zones à fort potentiel de changement

Exercer ventre et fessiers est une excellente chose, mais il convient d'avoir un minimum de connaissances anatomiques et physiologiques pour entraîner les bons groupes musculaires. En effet, si vous travaillez de façon anarchique, vous risquez de surdévelopper certains muscles, au détriment des autres. Au fil des années, le résultat risque d'être peu esthétique et d'engendrer un déséquilibre certain de la musculature. Vous n'aimeriez pas que l'on vous prenne pour un gladiateur, rassurez-nous ?

Ainsi, par exemple, pour les fessiers, suivant les exercices que vous faites, vous améliorez le haut, le bas ou le côté des hanches. Nombreuses sont les pratiquantes qui sont induites en erreur et exercent la partie intermédiaire des fessiers, croyant améliorer leur partie basse. Les quelques informations générales qui suivent n'ont qu'un but : vous aider à ne pas vous tromper !

Votre popotin sous toutes les coutures

Pour des fesses parfaitement galbées, il convient d'activer les muscles sur trois niveaux.

Sur le plan superficiel

On retrouve sur le plan superficiel le grand fessier, qui est le muscle principal et le tenseur du… – prenez votre respiration – *fascia-lata*, qui se situe sur le côté.

On exerce entre autres **le grand fessier** lorsqu'on pratique, par exemple, cet exercice :

Flexion des jambes

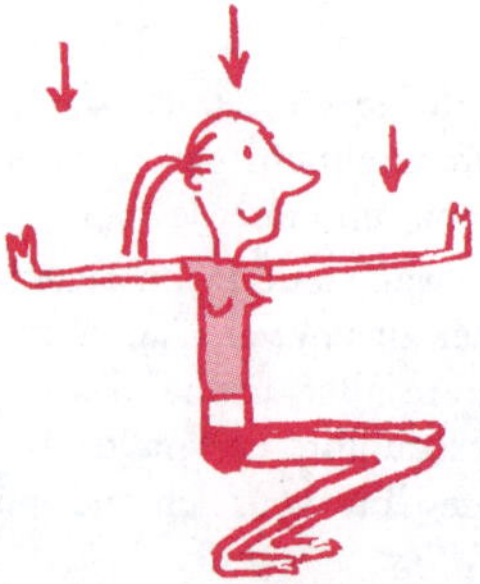

On exerce plutôt **le tenseur du *fascia-lata*** lorsqu'on réalise ce type de mouvement :

Cercles d'une seule jambe

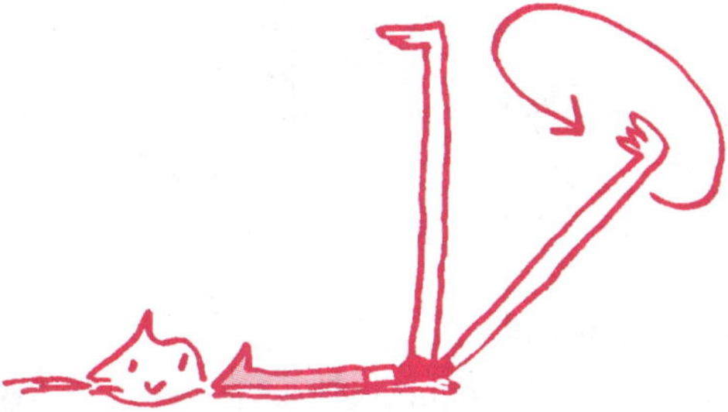

Conseil

Pour entretenir vos muscles au quotidien, n'hésitez pas à marcher 30 minutes par jour à un rythme soutenu, comme le font si bien les New-Yorkais. Par exemple, en vous arrêtant à une station de bus ou de métro un peu plus lointaine de votre lieu de travail ou de votre domicile.

Sur le plan moyen

On y retrouve le moyen fessier – cela ne s'invente pas. Ce muscle est tonifié par le saut en hauteur et la course à pied, par exemple. Il est sollicité lorsque le poids du corps est transféré avec force d'un pied sur l'autre.

On exerce **le moyen fessier** dans le cadre de cet exercice, par exemple :

Flexion-extension de la jambe

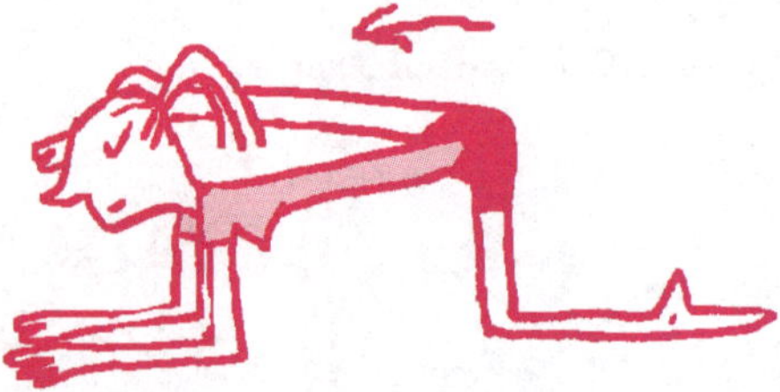

Sur le plan profond

Beaucoup de muscles se trouvent sur le plan profond, mais avant tout le petit fessier. À l'instar du moyen fessier, lorsqu'on marche, on exerce le petit fessier. Il aide à maintenir l'équilibre du bassin. Pour l'entretenir, courez, sautez. Les autres muscles sont le carré crural, les obturateurs externe et interne, le pyramidal et le jumeau. Maintenant, vous pouvez participer aux sélections de *Questions pour une championne*.

On exerce **le petit fessier** dans le cadre de cet exercice :

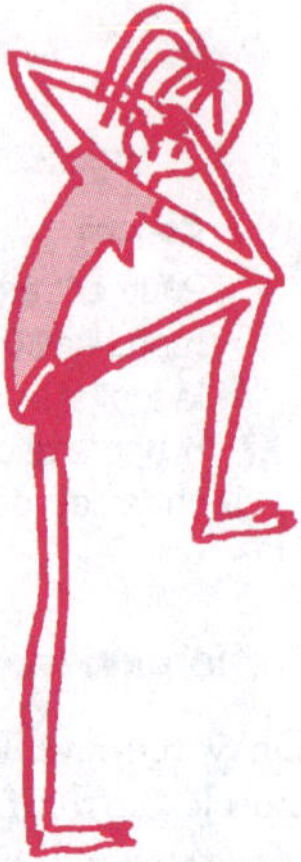

Montée des genoux

Vos abdos… ou ce qu'il en reste !

Certaines zones abdominales sont les grandes oubliées des cours de gym ou des séances à domicile mal conçues. Voici les trois grands niveaux sur lesquels les exercices de ce guide porteront.

Sur le plan superficiel

La couche superficielle, la plus visible, comporte le grand droit (les fameuses tablettes de chocolat) et les grands obliques (sur les côtés). Dans les gestes du quotidien, même sans s'en apercevoir, on sollicite suffisamment le grand droit, tandis que les grands obliques sont moins mis en action.

Le grand droit travaille lorsque le bassin se rapproche du thorax (et réciproquement), comme dans le cadre de cet exercice :

Ramené simultané du buste vers les jambes

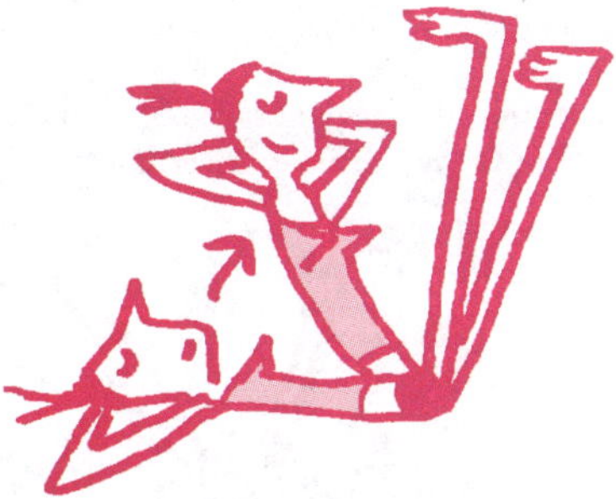

Les grands obliques sont sollicités lors des torsions du buste, comme dans le cadre de cet exercice très connu :

Ramené du coude vers le genou opposé

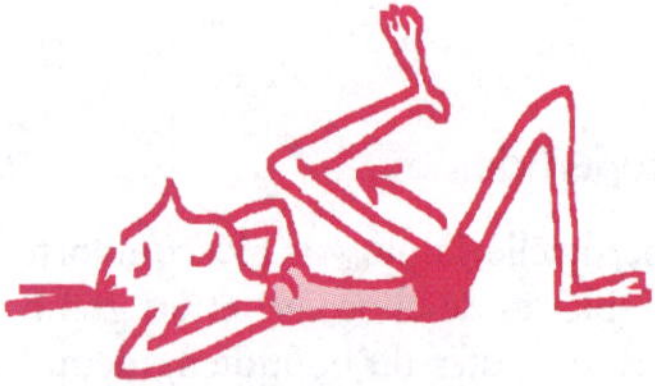

Sur le plan moyen

Toujours sur le côté se trouvent les petits obliques. Ce sont les muscles à activer pour affiner la taille et lutter ainsi contre les petits bourrelets.

À l'instar des grands obliques, **les petits obliques** sont sollicités dans le cadre de cet exercice :

Élévation du buste vers le pied gauche et le pied droit en alternance

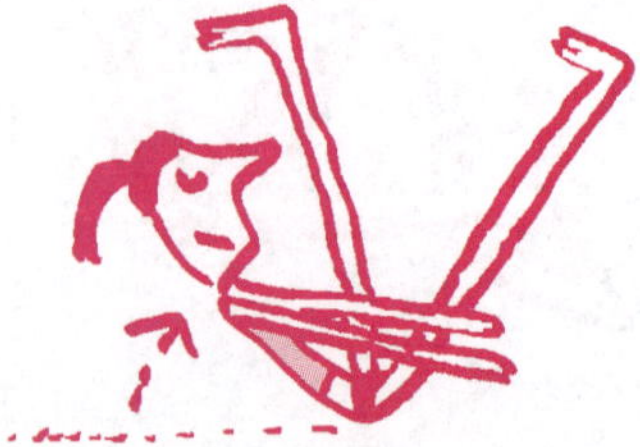

Sur le plan profond

Le transverse se cache si bien que l'on en oublierait qu'il existe, et pourtant, il est tout aussi important que les autres. Il est considéré comme l'un des muscles stabilisateurs du tronc et permet de rentrer le ventre (pour faire croire qu'on est super jolie naturellement dans le métro, le bus, au boulot…).

Le transverse est mis à contribution lors de cet exercice :

Contraction des abdominaux

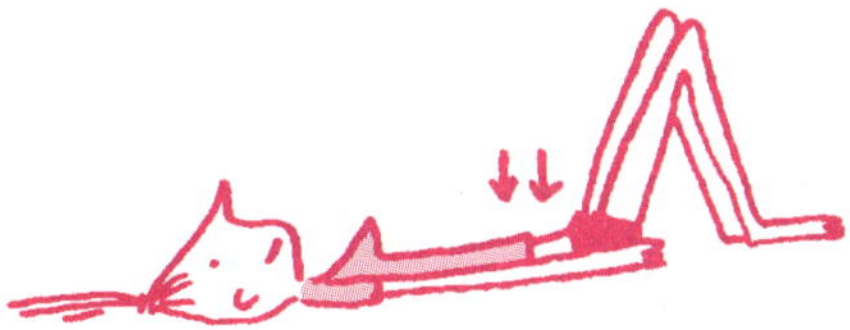

Intéressée, mais curieuse ?

Il est tout à fait normal de se poser mille et une questions avant d'aborder quelque chose de nouveau – en l'occurrence, une activité physique.

En pratiquant les exercices, peut-on se permettre de manger plus ?

Il n'est absolument pas nécessaire de changer d'alimentation si l'on s'entraîne 15 minutes tous les jours. Si vous avez une alimentation équilibrée, nul doute qu'elle suffira à vous faire supporter un effort physique modéré. Il est également inutile de prendre des boissons protéinées ou hypervitaminées pour réaliser un effort physique peu important, d'autant que certaines se digèrent difficilement. En continuant à manger normalement tout en pratiquant vos exercices quotidiens d'abdo-fessiers, vous serez en pleine forme et constaterez une certaine diminution de votre masse graisseuse au profit de votre masse maigre.

Manger plus n'est valable que dans le cas d'un entraînement plus conséquent, du style marathon ou musculation intensive journalière.

Désolée pour la bonne conscience, mais il est impossible de faire bombance la veille d'un entraînement puis de se rassurer en disant : « Je dépenserai tout cela demain matin, en pratiquant mes 15 minutes d'abdo-fessiers ! »

Justement, doit-on faire de la culture physique avant ou après un repas ?

Faites du sport de préférence avant le repas. Mais si vous avez mangé légèrement, vous pouvez en faire après – à condition de ne pas faire le marathon de New York.

Faut-il toujours s'assouplir à la fin d'une séance ?

Oui, c'est essentiel. Après un effort de tonicité ou de musculation, il importe d'étirer l'ensemble de la masse musculaire. L'exercice quotidien de stretching qui vous est proposé sert précisément à cela.

Peut-on faire de la culture physique pendant ses règles ?

Si vous n'avez pas de règles douloureuses et si vous ne ressentez pas une fatigue intense, il n'y a aucun inconvénient à pratiquer des exercices de culture physique.

9 façons de faire du sport sans s'en apercevoir

Avant d'aborder le programme de 3 semaines, nous allons vous donner quelques astuces pour bouger partout, à tout moment et en toutes circonstances. Prenez les exercices qui suivent comme des amuse-bouches : ils sont faciles à effectuer dans la vie courante et vous aident à rester en forme sans effort. Bref, ils sont destinés à la femme *overbookée* que vous êtes. Allez, hop hop ! On contracte, on contracte ! Et on n'oublie pas de souffler…

En attendant le bus

Action sur : abdominaux et fessiers

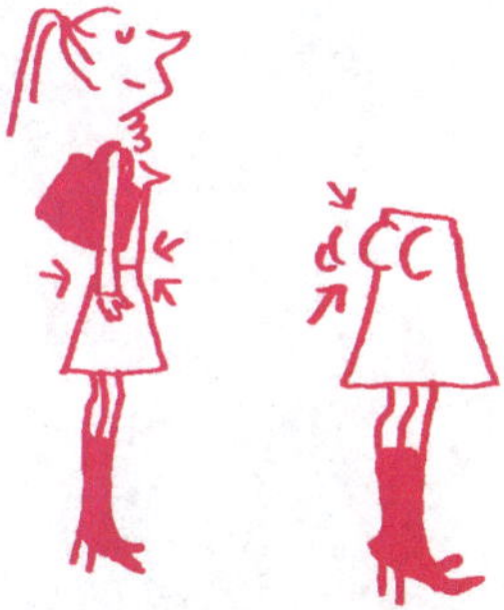

- **Étape 1 :** contractez 5 fois l'ensemble de vos muscles abdominaux pendant 8 secondes.
- **Étape 2 :** serrez 10 fois, pendant 5 secondes, vos muscles fessiers, puis relâchez-les pendant 5 secondes également.

En montant vos escaliers

Action sur : fessiers

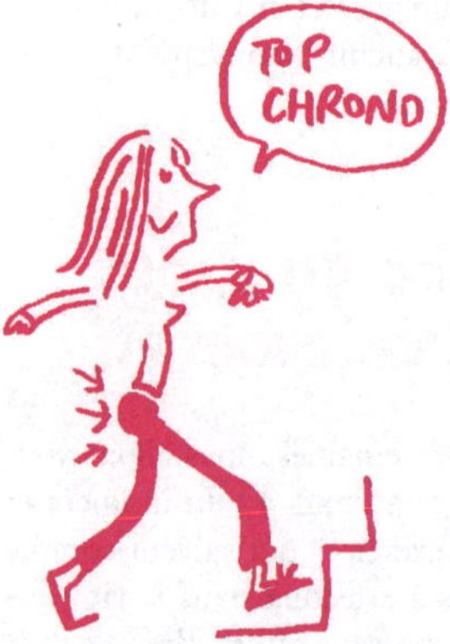

Faites des contractions des fessiers le plus rapidement possible.

En travaillant… sur Facebook®

Action sur : fessiers

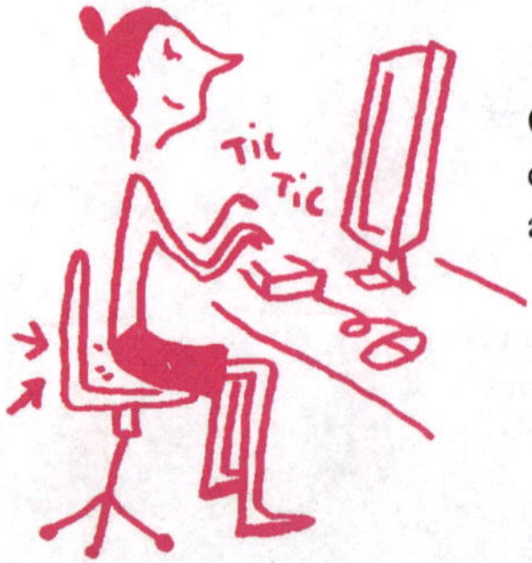

Contractez 8 fois le fessier droit et 8 fois le fessier gauche, en alternance.

En regardant la télé

Action sur : abdominaux, cuisses et fessiers

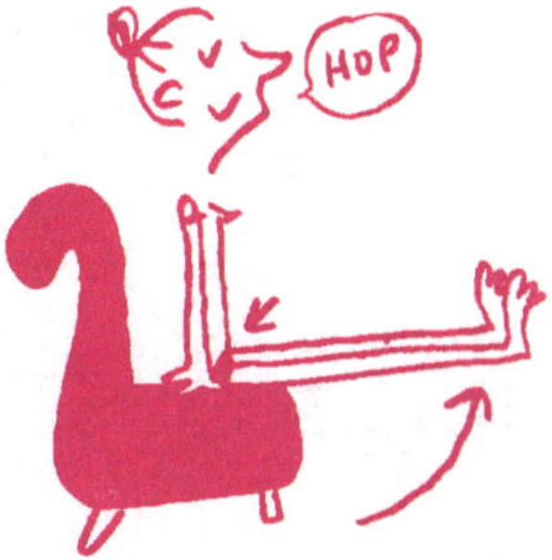

Devant vous, élevez 6 fois les jambes serrées et tendues, parallèles au sol, et contractez ainsi le ventre, les fessiers et les cuisses pendant 8 secondes.

En réchauffant votre frichti

Action sur : fessiers

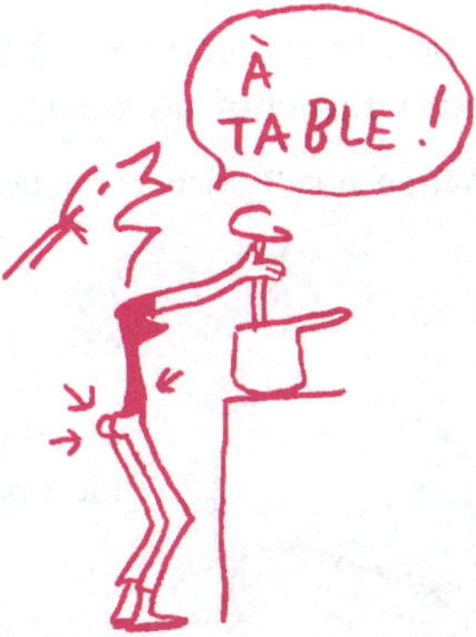

Les jambes semi-fléchies, les pieds parallèles, contractez les fessiers pendant 1 minute. Relâchez pendant 30 secondes, tout en continuant à cuisiner, puis recommencez. Répétez le tout 5 fois au moins.

En téléphonant à vos copines

Action sur : fessiers et jambes

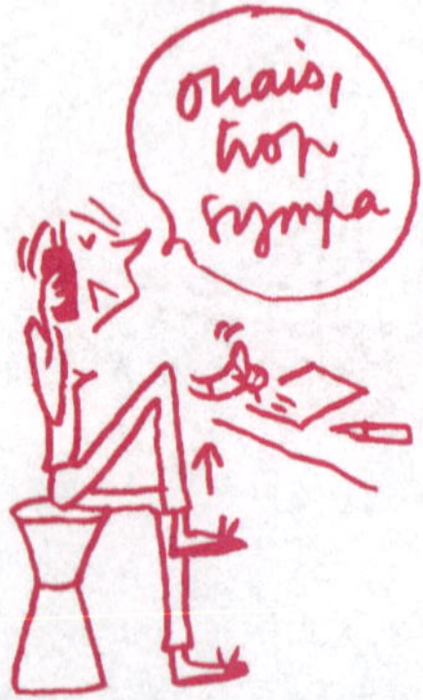

Élevez 8 fois un genou après l'autre devant vous, le tout lentement.

Quand vous vous faites passer un savon par votre chef de service

Action sur : fessiers et jambes

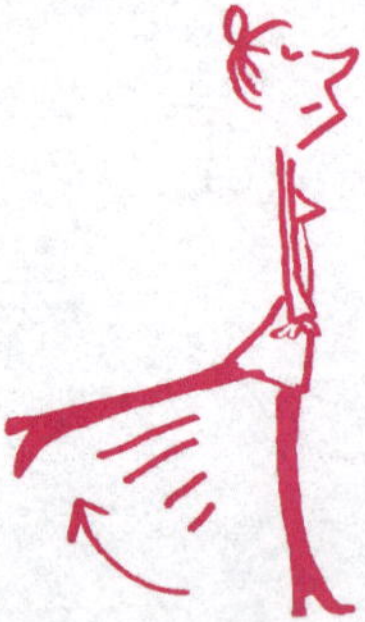

Faites 3 fois 10 battements arrière de chaque jambe tendue. Votre supérieur aura l'impression que vous allez lui faire passer un sale quart d'heure et se calmera peut-être !

En passant l'aspirateur après votre dernière fiesta

Action sur : abdominaux et carrelage

Poussez l'aspirateur en sortant et en rentrant le ventre 10 fois en alternance.

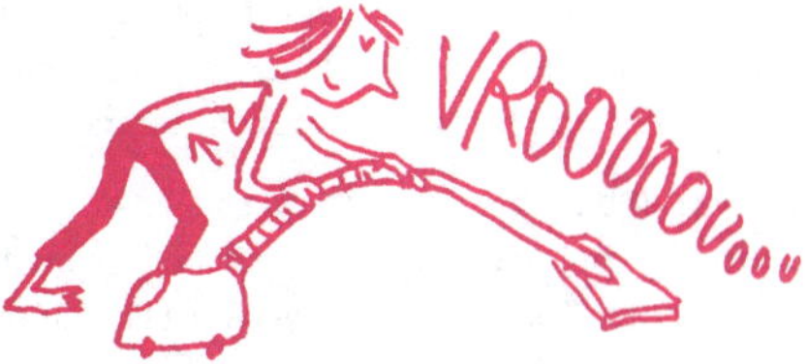

En lavant les carreaux (pour mieux voir le voisin d'en face)

Action sur : haut du dos, jambes et fessiers

Faites 6 flexions lentes et complètes sur les jambes, en vous redressant entièrement, sans cesser de passer le chiffon.

P.-S. : votre voisin étant marié, vous aurez bien mérité de retrouver votre canapé par la suite et de vous consoler avec un bol de céréales en attendant le programme des 3 semaines qui arrive !

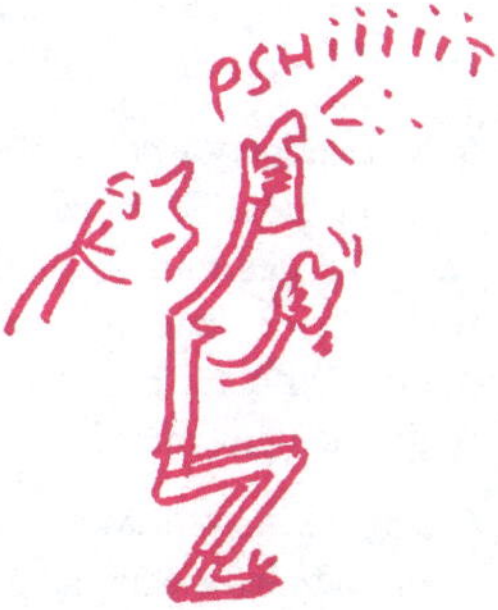

10 façons de s'offrir un ventre plat sans se faire de mal

1. Soyez raide comme la Justice

Tenez-vous droite le plus souvent possible pour que votre paroi abdominale n'ait pas tendance à se relâcher. Facile, facile ? Vous verrez que l'on a plus souvent tendance à courber l'échine.

2. Buvez (mais pas n'importe quoi)

Hydratez-vous régulièrement par petites quantités. Attention ! il faut éviter les boissons gazeuses (sauf après l'entraînement) et ne pas trop boire pendant les repas.

3. Prenez l'air

Nous ne le redirons jamais assez : il est important de prendre conscience de sa respiration et de le faire le plus lentement possible, pour éviter d'avaler de l'air et de provoquer des ballonnements désagréables.

4. Quittez le club des amateurs de cassoulet

C'est une question de bon sens ! Votre programme « spécial abdominaux » ne fait pas bon ménage avec une alimentation trop riche ou déséquilibrée (voir chap. 6).

5. N'abandonnez pas malgré la douleur

Comme pour les autres régions corporelles que l'on sollicite, l'exercice des muscles abdominaux s'accompagne d'une sécrétion d'acide lactique, entraînant une sensibilité douloureuse durant l'effort : c'est tout à fait normal ! La régularité dans l'entraînement retarde l'apparition de l'acide lactique.

6. Soignez votre oisiveté

Bannissez les sièges trop bas et les canapés où l'on s'enfonce voluptueusement.

7. Faites-lui du bien

Votre ventre réclame de l'attention. Offrez-lui de temps à autre un massage drainant.

8. Sachez apprécier…

… ce que vous mangez. En effet, il est important de mastiquer correctement les aliments pour que ceux-ci soient mieux assimilés par l'organisme et que la digestion se fasse dans les meilleures conditions.

9. Mangez de tout

Il importe de ne supprimer aucune sorte d'aliments afin d'éviter toute carence.

10. Restez zen

Ne vous laissez pas gagner par le surmenage et le stress. Respirez et, surtout, relativisez !

3

Comment vous motiver pour commencer le programme de la 1re semaine

Vous hésitez encore ?

Le programme conseillé à toutes les paresseuses consiste en 4 petits exercices quotidiens très simples à réaliser ainsi qu'un exercice de stretching pour vous assouplir, et à vous relaxer. Cette première semaine de programme ne comprend que des exercices faciles pour commencer en douceur avant d'amorcer les semaines 2 et 3, plus courtes.

Envie d'en savoir plus ?

Vous êtes donc fin prête ? Super ! Tout cela ne vous prendra pas plus de 15 minutes par jour – le temps qu'il vous faut pour avaler un paquet de biscuits, affalée sur votre canapé. Et si vous vous posez encore des questions, voici quelques précisions pour achever de vous convaincre…

« Vais-je obtenir un résultat à la fin de ce programme "spécial paresseuses" ? »

La pratique régulière de ces exercices de culture physique et de stretching entretient le corps année après année. Le pire des maux étant la sédentarité, qui favorise la sénescence, il faut avant tout se motiver afin de retarder les effets négatifs du temps.

« Peut-on rester tonique sans pratiquer aucun sport ? »

Tant qu'on est jeune, tout va bien. Mais, avec le temps, les os se fragilisent, les muscles se ramollissent et le corps se déforme, en particulier dans le haut du dos. C'est la raison pour laquelle il importe de s'entretenir un minimum. Vous êtes déçue par cette réponse ? Mais voyons, 15 minutes, c'est vite passé ! Et quel investissement pour votre avenir physique !

Quelques élévations... devant la télévision !

Exercice 1
Élévations d'une jambe après l'autre (★☆☆)

Vous êtes assise, les épaules étirées vers l'arrière, les mains tenant les rebords d'une chaise, les pieds en flexion : le haut du corps bien décontracté, élevez 8 fois, en alternance et lentement, une jambe tendue devant vous. Attention à toujours garder le dos le plus droit possible.

Respirez... Soufflez...

- Expirez par la bouche le plus doucement possible en élevant la jambe.
- Inspirez par le nez en redescendant la jambe.

Le défi du jour !

Pour les vraies paresseuses : 8 élévations lentes et en alternance.

Pour les plus courageuses : même chose en maintenant la jambe en extension pendant 3 secondes (★★☆).

Ce que cela m'apporte aujourd'hui (pour frimer sur la plage demain)

Cet exercice raffermit les abdominaux, mais aussi les cuisses.

Trucs de paresseuses

- Faites cet exercice en regardant la télévision ou un DVD afin de ne pas penser que vous êtes en plein effort...
- Mieux vaut élever la jambe moins haut que de la fléchir.

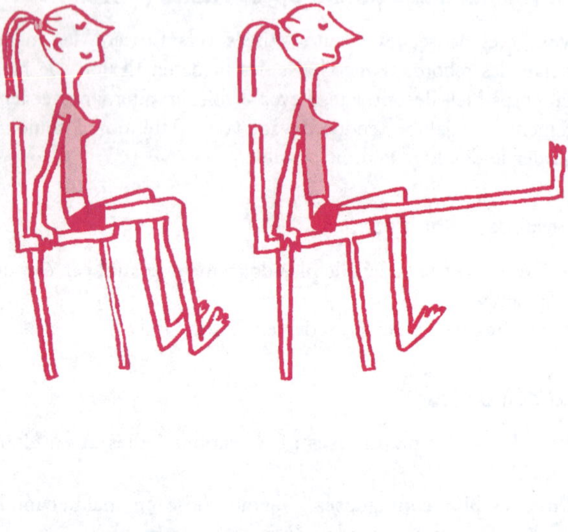

Je contracte mes abdos… allongée !

Exercice 2
Contractions isométriques des abdominaux (★☆☆)

Vous êtes allongée, la tête au sol, les bras le long du corps, les jambes fléchies et légèrement écartées, les pieds parallèles : contractez le plus possible vos muscles abdominaux.

Respirez… Soufflez…

- Inspirez par le nez quand le ventre est relâché.
- Expirez par la bouche pendant la contraction.

Le défi du jour !

Pour les vraies paresseuses : faites des contractions de 6 secondes environ.

Pour les plus courageuses : faites des contractions de 10 secondes environ (★☆☆).

Ce que cela m'apporte aujourd'hui (pour frimer sur la plage demain)

Cette technique exerce l'ensemble du muscle abdominal – le muscle grand droit. Il peut être réalisé sans aucun mouvement dynamique – ce qui est très appréciable quand on n'a pas vraiment envie de bouger : il existe donc bel et bien, l'exercice qui fait travailler efficacement les abdominaux sans trop d'efforts !

Trucs de paresseuses

- Travaillez en contractant peu à peu vos muscles pour ne pas avoir à supporter, au début, un effort trop intense ; de plus, la technique est ainsi plus efficace.
- Ne décollez surtout pas le dos du sol.

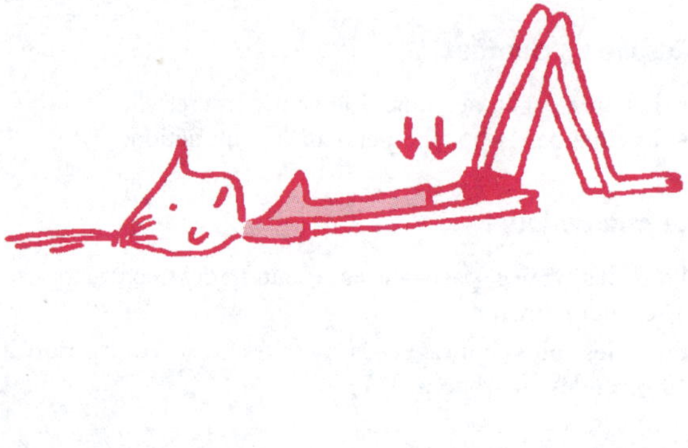

À vous les fesses fermes !

Exercice 3
Élévations de la jambe en diagonale à l'arrière (★☆☆)

Placez-vous à quatre pattes. Ayez le dos plat, les avant-bras sur le sol, une jambe tendue avec le pied en flexion. Élevez chaque jambe, de bas en haut, en diagonale à l'arrière.

Respirez… Soufflez…

- Inspirez par le nez en descendant la jambe.
- Expirez par la bouche en la montant.

Le défi du jour !

Pour les vraies paresseuses : 8 élévations de chaque jambe. Travaillez à votre rythme.

Pour les plus courageuses : augmentez le nombre d'élévations progressivement (★★☆).

Ce que cela m'apporte aujourd'hui (pour frimer sur la plage demain)

Cet exercice est facile et surtout efficace : il exerce les muscles qu'on ne fait jamais travailler.

Trucs de paresseuses

- Si cet exercice vous semble vraiment trop fatigant, reposez le pied sur le sol après chaque élévation.
- Attention à ne pas fléchir la jambe et à l'élever assez haut.

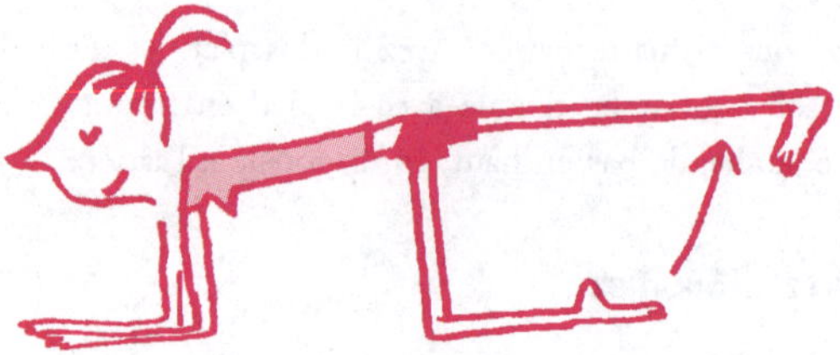

Un peu d'exercice, comme ça, l'air de rien !

Exercice 4
Contractions isométriques des fessiers (★☆☆)

Asseyez-vous, le bassin bien perpendiculaire au sol. Levez lentement les bras à la verticale. Faites ainsi des contractions des fessiers sur un rythme rapide. N'hésitez pas à placer un coussin sous les fessiers si vous avez le dos fragile.

Respirez… Soufflez…

- Inspirez par le nez lentement.
- Expirez par la bouche tout aussi lentement.

Le défi du jour !

Pour les vraies paresseuses : 6 contractions à votre rythme, puis 5 contractions très lentes, suivies de 8 contractions très rapides.

Pour les plus courageuses : 10 contractions à votre rythme, puis 10 contractions très lentes, suivies de 20 contractions très rapides (★☆☆).

Pour les plus zélées : 20 contractions du fessier droit, puis 20 contractions du fessier gauche, puis 20 contractions des deux simultanément (MMP).

Ce que cela m'apporte aujourd'hui (pour frimer sur la plage demain)

Cet exercice tonifie le milieu et le bas de la région fessière.

Trucs de paresseuses

- Efforcez-vous de continuer l'exercice malgré l'inconfort qui survient au bout d'un moment. C'est à ce prix que l'on progresse et que le fessier devient bien ferme.
- Ne vous avisez pas de jouer à la console de jeu pendant votre exercice. Efforcez-vous de rester un minimum concentrée sur les contractions.

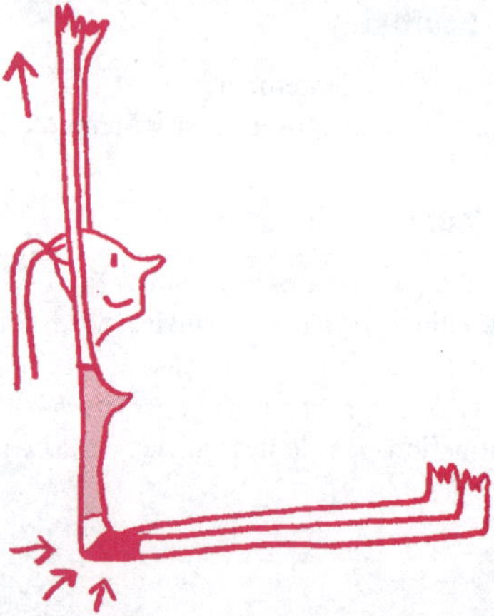

Prenez soin de votre petit corps

Exercice 5
Ramenés des genoux vers la poitrine (★☆☆)

Allongée sur le dos, ramenez les genoux serrés contre la poitrine avec les mains. Gardez la position pendant 10 secondes à chaque fois.

Respirez... Soufflez...

- Inspirez par le nez en relâchant les genoux.
- Expirez par la bouche en les ramenant contre la poitrine.

Le défi du jour !

Pour celles qui débutent : 4 ramenés de genoux.

Pour celles qui ont l'habitude : 2 fois 2 ramenés de genoux (1 vers l'épaule droite, 1 vers l'épaule gauche) en tenant la position 8 secondes (★★☆).

Ce que cela m'apporte aujourd'hui (pour ne pas avoir de crampes demain)

Cet exercice détend efficacement le bas du dos et permet d'éviter certaines douleurs lombaires dues à de mauvaise postures prolongées.

Trucs de paresseuses

- Ramenez les genoux progressivement vers la poitrine en soulevant le bassin.
- N'enchaînez pas les ramenés trop rapidement.

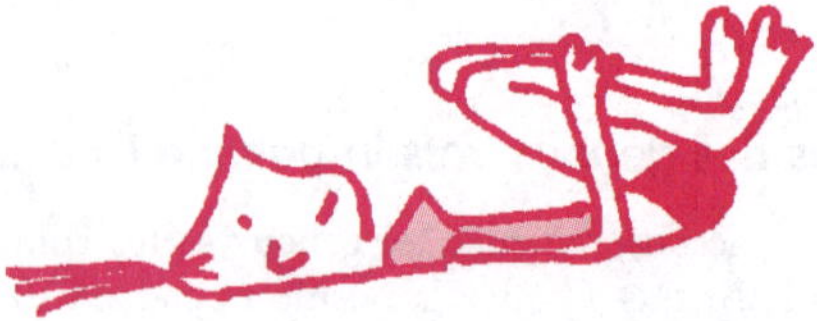

Le conseil du jour… pour des fesses bien galbées

Impossible de conserver des fessiers toniques sans les exercer à l'aide d'une activité spécifique (comme le jogging…) ou avec des techniques appropriées. Il faut savoir qu'on peut les remuscler à tout âge, il s'agit simplement d'une question d'assiduité et de disponibilité. Pour leur redonner (ou maintenir) un galbe agréable, il importe de réaliser des exercices complémentaires, et non pas des techniques exerçant toujours les mêmes groupes musculaires. Certes, travailler les muscles fessiers s'effectue avec cette inévitable sensation un peu douloureuse, mais qui est le témoignage de l'efficacité de l'exercice. Ne vous découragez pas. C'est tout à fait normal ! Et sachez qu'on constate en général un résultat au niveau de la fermeté au bout d'environ 2 mois. Alors, la balle est dans votre camp !

Bon à savoir

Les techniques choisies l'ont été avec le souci permanent de sécuriser le dos au maximum et de permettre une progression gestuelle tout en douceur.

Pour regalber vos fessiers

Si l'on désire regalber les fessiers, il convient de porter des lests afin de prendre rapidement un peu de volume esthétique. Il s'agit de bracelets pour chevilles de 0,5 à 1 kilo (voir p. 170).

Pour raffermir et faire diminuer le volume des fessiers

Si le but de vos entraînements est de raffermir et de faire diminuer le volume des fessiers, il convient de rallonger au maximum les répétitions et de varier les rythmes de réalisation (par exemple, en alternant une série rapide et une série lente). L'hygiène alimentaire joue bien sûr un rôle essentiel pour l'obtention d'un résultat (voir chap. 6). Un automassage quotidien sous la douche peut également être un complément appréciable dans la lutte contre la fesse mollassonne.

Un joli ventre pour cet été !

Exercice 1
Relevés de buste (★☆☆)

Réalisez des relevés de buste allongée sur le dos, les jambes croisées à la verticale. Vos mollets doivent être bien perpendiculaires au sol et vos coudes écartés au maximum vers l'arrière.

Respirez… Soufflez…

- Inspirez par le nez en redescendant le buste.
- Expirez par la bouche en vous redressant.

Le défi du jour !

Pour les vraies paresseuses : 2 séries de 12 relevés de buste en reposant doucement votre tête sur le sol à chaque mouvement.
Pour les plus courageuses : 2 séries de 12 relevés de buste sans poser la tête… et sans hurler (★★☆) !

Ce que cela m'apporte aujourd'hui (pour frimer sur la plage demain)
Cette technique tonifie essentiellement le haut et le milieu des abdominaux.

Trucs de paresseuses

- La région lombaire doit rester en contact avec le sol.
- Ne tirez surtout pas sur la nuque. Vos mains ne jouent qu'un rôle de support de la tête sans la pousser vers l'avant.

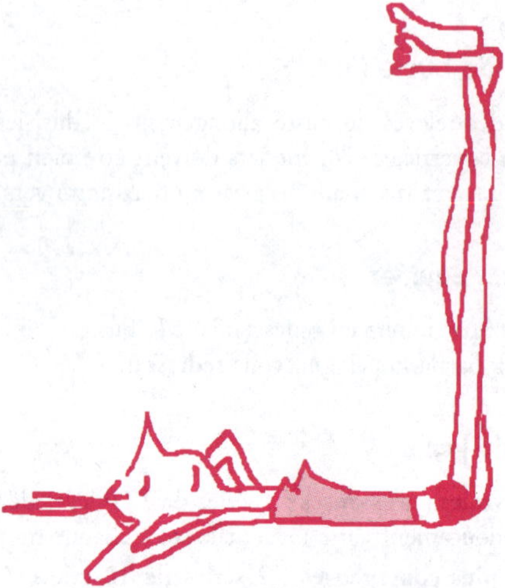

Une taille de guêpe !

Exercice 2
Touchés alternés du genou avec le coude opposé en contraction abdominale (★☆☆)

Debout, faites se toucher le coude droit avec le genou gauche, puis le coude gauche avec le genou droit, en alternance, tout en contractant fortement l'ensemble de la sangle abdominale.

Respirez… Soufflez…

- Inspirez par le nez lors du changement de jambe.
- Expirez par la bouche lors du touché.

Le défi du jour !

Pour les vraies paresseuses : 2 séries de 10 enchaînements (1 enchaînement = 1 touché coude droit/genou gauche + 1 touché coude gauche/genou droit).

Pour les plus courageuses : réalisez le même enchaînement en essayant de décoller le talon du sol en permanence (★★☆).

Ce que cela m'apporte aujourd'hui (pour frimer sur la plage demain)

Cette technique va exercer les muscles de votre taille de façon tout à fait inhabituelle.

Trucs de paresseuses

- Décontractez-vous une dizaine de secondes entre chaque série.
- Ne vous avisez pas de pratiquer cet exercice devant votre nouveau petit copain. Pourquoi ? Essayez donc pour voir !

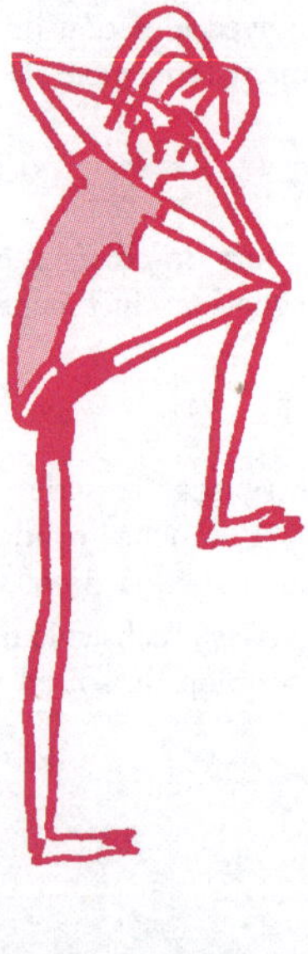

Et un, et deux, et... !

Exercice 3
Élévations du bassin avec contraction des fessiers (★☆☆)

Vous êtes allongée sur le dos, les jambes fléchies et bien serrées. Tenez vos chevilles avec les mains et, à votre rythme et de bas en haut, élevez le bassin à l'aide de mouvements de moyenne amplitude.

Respirez... Soufflez...

- Inspirez par le nez très lentement.
- Expirez par la bouche tout aussi lentement.

Le défi du jour !

Pour les vraies paresseuses : 3 séries de 12 élévations du bassin.

Pour les plus courageuses : 3 séries de 25 élévations du bassin (★☆☆).

Pour les plus zélées : faites 2 séries de 40 élévations du bassin en alternant 10 élévations rapides et 10 lentes (★★☆).

Ce que cela m'apporte aujourd'hui (pour frimer sur la plage demain)

Cet exercice regalbe les contours fessiers. Et pour ne rien gâcher, il raffermit aussi efficacement l'intérieur des cuisses. Les beaux gosses n'ont qu'à bien se tenir !

Trucs de paresseuses

- Placez un coussin sous la nuque, mais ne vous endormez pas !
- Ne forcez pas avec les reins sur l'élévation du bassin…

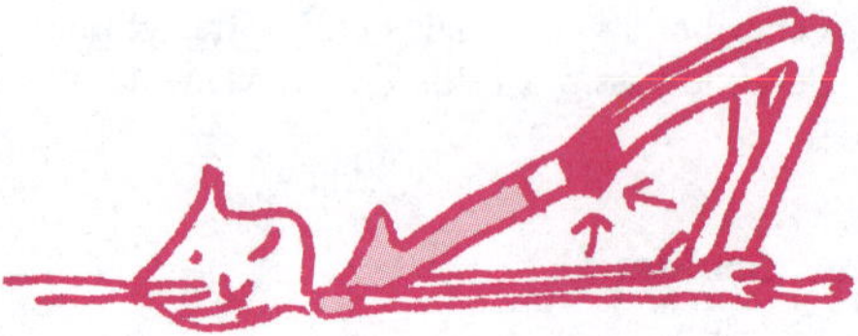

Jouez les grandes dames !

Exercice 4
Extensions sur les orteils en contractant les fessiers (★☆☆)

Debout, la plus droite possible et les pieds espacés d'une dizaine de centimètres, réalisez ainsi des extensions sur les orteils à votre rythme en contractant les fessiers.

Respirez… Soufflez…

- Inspirez par le nez lentement.
- Expirez par la bouche tout aussi lentement.

Le défi du jour !

Pour les vraies paresseuses : 3 séries de 20 extensions sur les orteils en reprenant votre souffle durant 6 à 8 secondes entre chaque série. Pour vous donner du cœur à l'ouvrage, faites l'exercice en vous imaginant en train d'espionner de beaux sportifs dans un vestiaire.

Pour les plus courageuses : faites 30 extensions sur les orteils du pied gauche en levant la jambe droite devant vous (gardez-la tendue), tout en contractant bien les fessiers. Changez ensuite de jambe d'appui (★★☆).

Ce que cela m'apporte aujourd'hui (pour frimer sur la plage demain)

C'est toute la région fessière qui est sollicitée avec ce petit exercice sans prétention. Les muscles des mollets et des chevilles vous seront également très reconnaissants.

Trucs de paresseuses

- Si vous manquez d'équilibre, prenez appui avec une main sur un meuble. Pas si vous ne souffrez que de paresse !
- L'éditeur n'est en aucun cas responsable si vous ne visualisez pas les beaux sportifs dans les vestiaires !

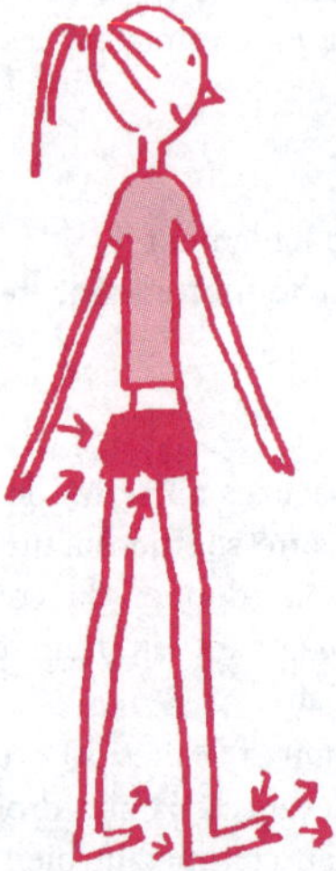

Stretching !

Exercice 5
Flexions avant du buste sur les jambes tendues (★☆☆)

Asseyez-vous le bassin bien perpendiculaire au sol. Serrez et tendez les jambes devant vous. Fléchissez progressivement et lentement le buste vers l'avant.

Respirez… Soufflez…

- Inspirez par le nez avant de fléchir le buste.
- Expirez par la bouche en le fléchissant.

Le défi du jour !

Pour celles qui débutent : étirez-vous 4 fois pendant 1 minute et tâchez d'attraper vos tibias.

Pour celles qui ont l'habitude : étirez-vous 3 fois pendant 30 secondes et tâchez d'attraper vos orteils sans vous faire mal (★☆☆).

Ce que cela m'apporte aujourd'hui (pour ne pas avoir de crampes demain)

Le bas de votre dos et vos jambes sont parfaitement étirés.

Trucs de paresseuses

- Décontractez-vous complètement entre chaque extension.
- N'allez pas trop vite et évitez autant que possible d'arrondir le dos.

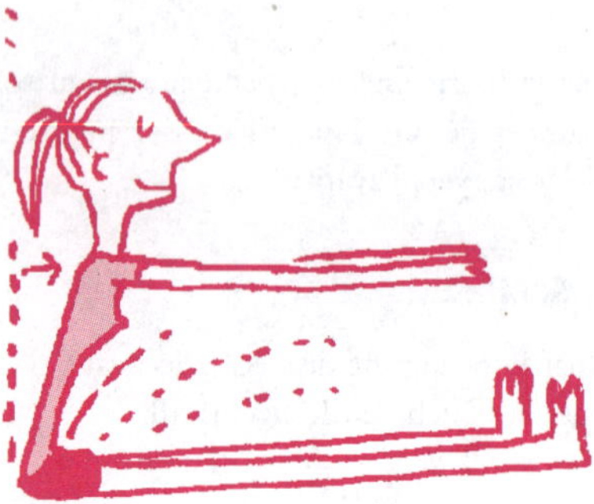

Le conseil du jour… pour ne pas trop se fouler

Proposer une méthode de remise en forme, quelle belle initiative ! Mais quand il s'agit de s'adresser à une paresseuse, la tâche est plus ardue. Ne vous inquiétez pas, on a pensé à tout !

Customisez vos exercices

N'hésitez pas à personnaliser les exercices que vous pratiquez dans le cadre de ce guide ou dans des cours de culture physique.

Un peu…

Si un exercice vous semble trop difficile, fléchissez le bras ou la jambe active et prenez note des conseils qui vous sont donnés dans les encadrés. C'est certes moins efficace, mais cela évite de faire un faux mouvement… et de se décourager trop rapidement.

… mais pas trop

Respectez toujours ces grands principes :

- Conservez votre dos le plus droit possible en permanence.
- N'abandonnez pas dès que vous ressentez une légère douleur (sauf si vous êtes à l'agonie !).

- Pensez à votre respiration (respirez bien au rythme indiqué).
- Hydratez-vous suffisamment (pour celles à qui cela aurait échappé, nous parlons bien d'eau plate !).
- Ne faites pas l'impasse sur l'exercice de stretching, indispensable pour assouplir votre petit corps meurtri par tant de souffrances.

Des abdos ! Vite !

Exercice 1
Grands battements d'une jambe (★☆☆)

Vous êtes sur le dos, jambes à la verticale. Abaissez une jambe en gardant l'autre immobile. Si vous contractez bien les abdos, vous pouvez descendre la jambe assez bas.

Respirez... Soufflez...

- Inspirez par le nez en abaissant la jambe.
- Expirez par la bouche en la remontant.

Le défi du jour !

Pour les vraies paresseuses : 2 séries de 15 battements d'une jambe ; même chose pour l'autre jambe après avoir repris calmement votre souffle pendant 7 à 8 secondes.

Pour les plus courageuses : faites passer le nombre de battements de 15 à 20. Décontractez-vous 4 à 5 secondes entre chaque série. Vous pouvez aussi intercaler 4 battements rapides et 4 battements lents pour chaque série, en descendant la jambe au maximum... On peut toujours rêver (★★☆) !

Ce que cela m'apporte aujourd'hui (pour frimer sur la plage demain)

Idéal dans le cadre des cours post-accouchement, cet exercice renforce la sangle abdominale. Il est connu pour son efficacité à tonifier rapidement les petits bedons.

Trucs de paresseuses

- Veillez à contracter en permanence vos muscles abdominaux pour une meilleure efficacité et à avoir toujours le bas du dos en contact avec le sol.
- Ne laissez pas retomber votre jambe violemment en grimaçant et en jurant ! On vous a vue !

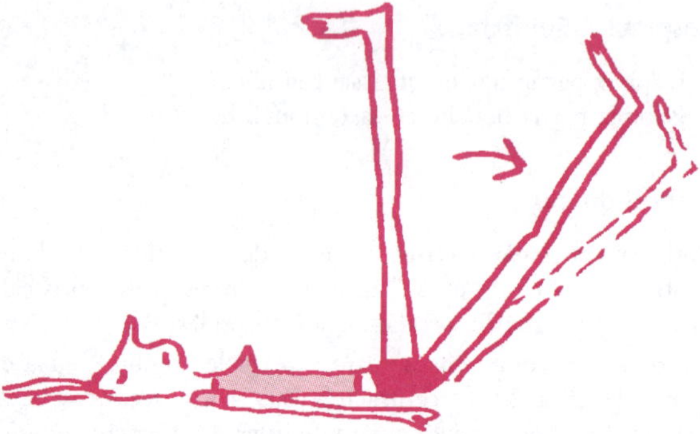

Le mercredi, (presque) relâche !

Exercice 2
Contractions du ventre (★☆☆)

Voici un petit exercice tout bête « spécial paresse », pour vous récompenser des efforts déjà déployés. Son but : faire des contractions du ventre assise sur une chaise ! Votre dos est droit, vos épaules étirées vers l'arrière et vos jambes écartées. Facile ? Hmm…

Respirez… Soufflez…

- Inspirez par le nez en relâchant la contraction.
- Expirez par la bouche en contractant.

Le défi du jour !

Pour les vraies paresseuses : 10 contractions de 6 secondes. Pensez à bien rentrer le ventre.

Pour les plus courageuses : 10 contractions de 4 secondes en soulevant les mollets parallèlement au sol (★★☆).

Ce que cela m'apporte aujourd'hui (pour frimer sur la plage demain)

Un ventre en béton armé. Tout simplement !

Trucs de paresseuses

- Vous pouvez parfaitement pratiquer cet exercice au bureau ou dans le métro !
- Ne baissez pas la tête ; gardez-la bien droite et haute.

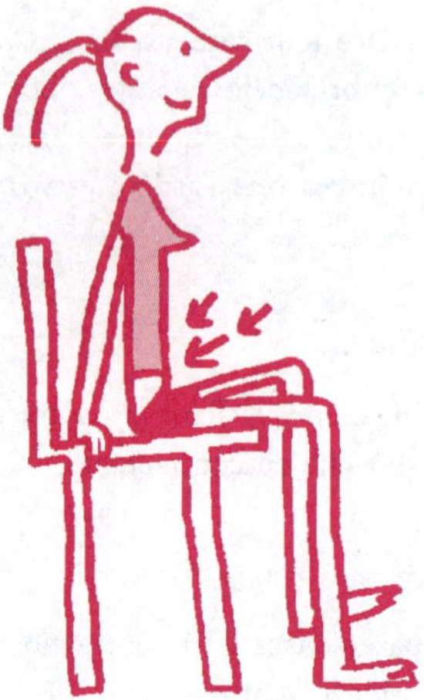

Un exercice 3-en-1 pour celles qui veulent tout, tout de suite

Exercice 3
Flexions des jambes (★☆☆)

Debout, bras tendus sur les côtés, fléchissez les jambes jusqu'à ce que les cuisses soient parallèles au sol.

Respirez… Soufflez…

- Inspirez par le nez en fléchissant les jambes.
- Expirez par la bouche en les tendant.

Le défi du jour !

Pour les vraies paresseuses : 2 séries de 8 flexions. Décontractez-vous 7 à 8 secondes entre chaque série.

Pour les plus courageuses : 3 séries de 8 flexions en restant 3 secondes immobile lorsque les cuisses sont parallèles au sol. Décontractez-vous 7 à 8 secondes entre les séries (★★☆).

Ce que cela m'apporte aujourd'hui (pour frimer sur la plage demain)

Si vous êtes du genre exigeant, cette technique va vous plaire. En plus de muscler les fessiers, elle vous permet de tonifier efficacement les cuisses et sollicite le système cardio-pulmonaire.

Trucs de paresseuses

- Travaillez à votre cadence, mais le plus régulièrement possible.
- Ne vous arrêtez pas si vous sentez les muscles de vos cuisses et de vos fesses tirer ! C'est bien la preuve que cet exercice fonctionne.

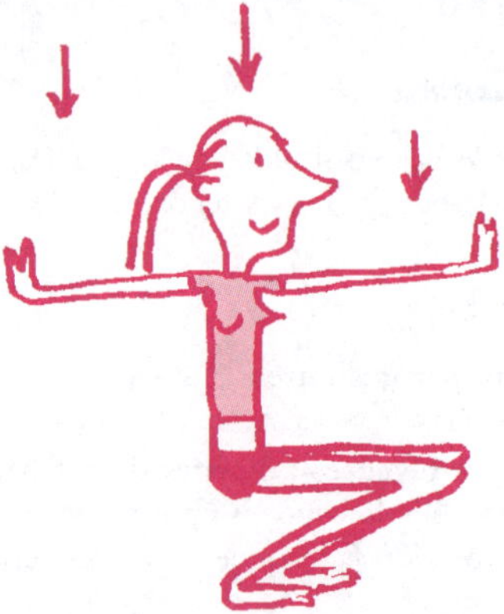

Oohlaa !

Exercice 4
À genoux et assise en alternance (★☆☆)

Vous êtes à genoux, jambes serrées, les bras tendus et parallèles au sol, la tête et le dos droits, les cous-de-pied sur le sol. Redressez-vous en élevant les bras à la verticale, puis asseyez-vous sur les talons en alternance, le tout à votre rythme.

Respirez… Soufflez…

- Inspirez par le nez en vous asseyant.
- Expirez par la bouche en vous relevant.

Le défi du jour !

Pour les vraies paresseuses : élevez le corps 8 fois en montant les bras et asseyez-vous sur les talons en alternance.

Pour les plus courageuses : faites la même chose en tenant un livre dans chaque main pour tonifier en plus les bras et le dos. Travaillez sans élan (★☆☆).

Ce que cela m'apporte aujourd'hui (pour frimer sur la plage demain)

Cet exercice rend les fessiers et les cuisses très fermes. Il a l'avantage de bien étirer la colonne vertébrale.

Trucs de paresseuses

- Placez un petit coussin sous vos genoux si vous tenez encore à porter des jupes cet été.
- Vous êtes atteinte d'une crise de paresse aiguë ? Disposez 2 chaises de chaque côté pour vous aider à vous relever. L'exercice sera moins efficace, mais que ne ferait-on pas pour vous encourager à persévérer !

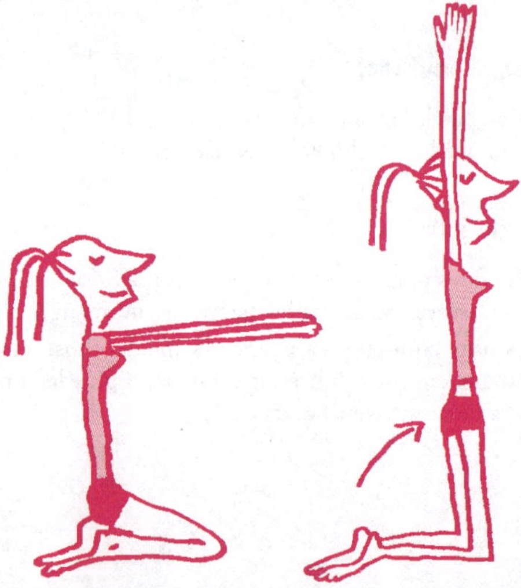

Faites le crapaud… avant de devenir une princesse !

Exercice 5
Étirements du dos et des jambes (★☆☆)

Allongée sur le dos, étirez les jambes au maximum. Relâchez-vous ensuite complètement.

Respirez… Soufflez…

- Inspirez par le nez lentement.
- Expirez par la bouche tout aussi lentement.

Le défi du jour !

Pour celles qui débutent : 3 postures de 12 secondes chacune. Décontractez-vous une dizaine de secondes entre chaque posture en relâchant tout votre corps.
Pour celles qui ont l'habitude : 3 postures de 12 secondes chacune en prenant appui sur le sol avec les orteils. Décontractez-vous une dizaine de secondes entre chaque posture en relâchant tout votre corps (★☆☆).

Ce que cela m'apporte aujourd'hui (pour ne pas avoir de crampes demain)

Cette technique de stretching classique permet d'étirer le dos et d'améliorer l'écart des jambes.

Trucs de paresseuses

- Pensez à placer une serviette roulée sous les hanches afin d'éviter tout risque de cambrure lombaire.
- Encore une fois, n'allez pas trop vite, même si cela vous semble d'une facilité déconcertante. Profitez bien de ces doux moments de plénitude…

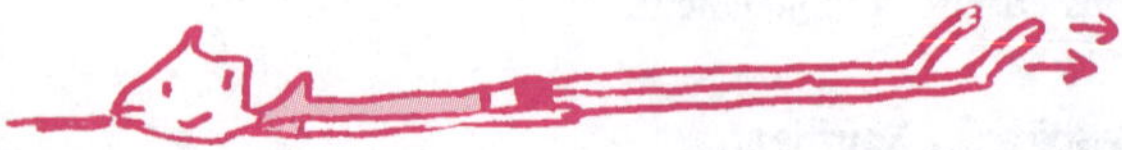

Le conseil du jour... pour vous rebooster

Vous êtes fatiguée par tant d'efforts – avouez que cela ne vous arrive que très rarement, hormis lorsque vous vous faites les ongles – et ressentez le besoin impérieux de refaire le plein d'énergie ? Vous avez entendu dire que le chocolat était idéal pour la santé et le moral ? Mouais... ! Voici une idée plus judicieuse pour retrouver la pêche...

Le cocktail antifatigue des pros

Ce cocktail très dynamisant est plein de vitamines. Il est dix fois moins calorique que les boissons revitalisantes industrielles et c'est celui que préfèrent les professeurs de fitness.

Ingrédients

- 1 banane
- 1 pamplemousse
- 2 oranges
- 1/2 yaourt écrémé
- du sirop d'érable ou du sucre en poudre

Préparation

1) Mixez les fruits.

2) Intégrez le 1/2 yaourt à votre préparation.

3) Ajoutez en quantité raisonnable du sirop d'érable ou très peu de sucre.

4) Régalez-vous… sans culpabiliser !

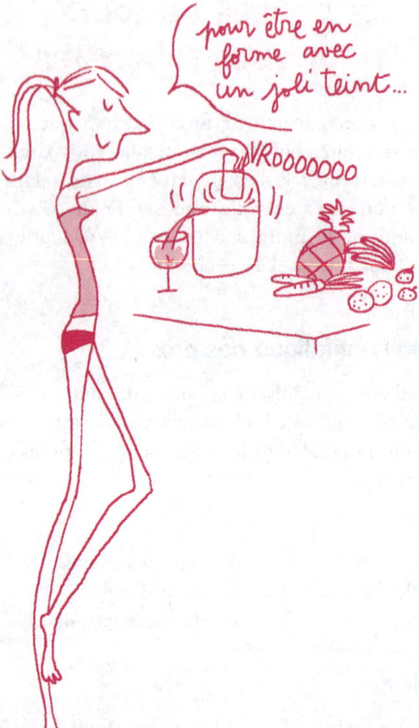

Levez la jambe pour avoir un joli ventre

Exercice 1
Cercles d'une seule jambe (★☆☆)

Vous êtes sur le dos (chouette !), les jambes écartées et tendues à la verticale. Faites de grands cercles avec une jambe sur un rythme lent, tandis que l'autre est tenue immobile à la verticale.

Respirez... Soufflez...

- Inspirez par le nez lentement en éloignant la jambe du visage.
- Expirez par la bouche tout aussi lentement en ramenant la jambe vers le visage.

Le défi du jour !

Pour les vraies paresseuses : si vous trouvez cela pénible, même allongée, commencez par 2 séries de 10 cercles dans un sens puis 10 cercles dans l'autre pour chaque jambe. Reposez-vous 30 secondes entre chaque série.

Pour les plus courageuses : 2 séries de 20 cercles dans un sens puis dans l'autre en vous reposant 30 secondes entre chaque série (★★☆).

Pour les plus zélées : 2 séries de 10 cercles dans un sens puis dans l'autre, avec le buste relevé en permanence. Vos mains ne tirent pas sur la nuque, mais offrent un support. Votre tête est levée et vos coudes étirés vers l'arrière (★★☆).

Ce que cela m'apporte aujourd'hui (pour frimer sur la plage demain)

Cet exercice tonifie le ventre, ainsi que l'intérieur et l'extérieur des cuisses.

Trucs de paresseuses

- Ramenez au maximum les jambes tendues vers le visage.
- Ne laissez pas descendre peu à peu la jambe censée demeurer immobile, même si c'est difficile.

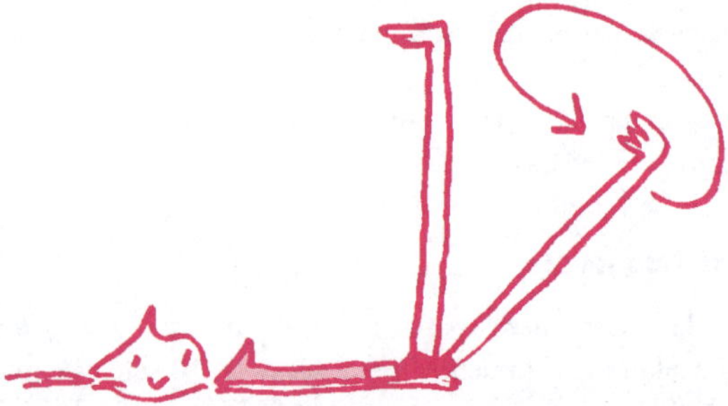

Quelques relevés de buste pour tonifier tout ça !

Exercice 2
Relevés de buste avec les jambes en élévation (★☆☆)

Allongée sur le dos, les jambes serrées en élévation, appuyées contre un mur, les mains croisées derrière la nuque : faites ainsi des relevés de buste. Travaillez lentement.

Respirez... Soufflez...

- Inspirez par le nez en redescendant le buste.
- Expirez par la bouche en le redressant.

Le défi du jour !

Pour les vraies paresseuses : 2 séries de 12 relevés de buste. Reposez-vous une dizaine de secondes entre les séries.
Pour les plus courageuses : faites passer le nombre de relevés de 12 à 15 (ou 20 si vous n'êtes pas de celles qui font semblant) pour chaque série (★★☆).

Ce que cela m'apporte aujourd'hui (pour frimer sur la plage demain)

Cet exercice rend les fessiers, mais aussi les cuisses, très fermes. Il a l'avantage de bien étirer la colonne vertébrale.

Trucs de paresseuses

- Le fait de muscler vos abdominaux permet un bon maintien de la colonne vertébrale
- En revanche, si vous faites cet exercice en arrondissant le haut du dos, vous allez abîmer vos vertèbres. Veillez à le garder droit et à regarder vers le haut lorsque vous remontez le buste.

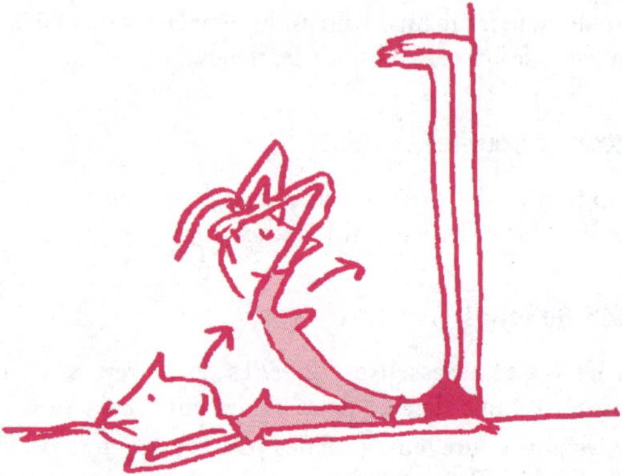

De jolies fesses bien dessinées, c'est facile !

Exercice 3
Élévations arrière de la jambe n° 1 (★☆☆)

Vous vous tenez debout, face à un support. Élevez la jambe tendue à l'arrière en faisant de petits battements assez hauts.

Respirez… Soufflez…

- Inspirez par le nez pendant la descente de la jambe.
- Expirez par la bouche pendant la montée.

Le défi du jour !

Pour les vraies paresseuses : 2 séries de 16 battements arrière de chaque jambe. Décontractez-vous une vingtaine de secondes entre les séries.

Pour les plus courageuses : 2 séries de 20 battements arrière de chaque jambe. Décontractez-vous 8 à 10 secondes entre chaque série (★★☆).

Ce que cela m'apporte aujourd'hui (pour frimer sur la plage demain)

Les élévations arrière de la jambe permettent de tonifier les muscles fessiers, et en particulier ceux du bas. Elles raffermissent également la cuisse de la jambe d'appui. Il est temps de prendre un billet pour Miami !

Trucs de paresseuses

- Travaillez à votre rythme ! C'est la paresseuse qui sommeille en vous qui le dit !
- Évitez toute cambrure lombaire. Pour cela, fléchissez bien la jambe d'appui et conservez le dos droit.

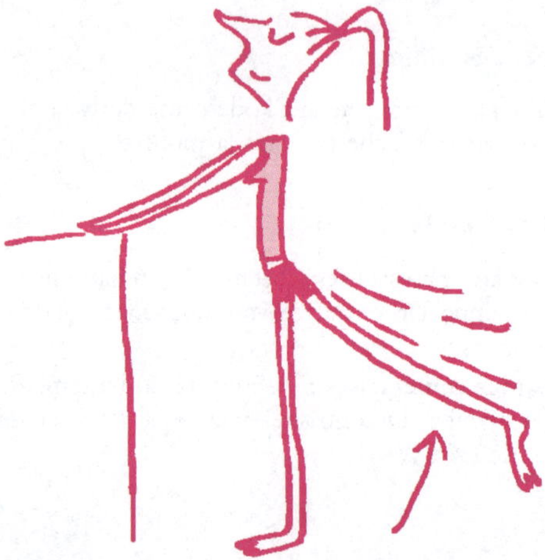

On continue sur la lancée en levant encore plus haut !

Exercice 4
Élévations arrière de la jambe n° 2 (★☆☆)

Vous êtes toujours debout, mais cette fois votre buste est fléchi vers l'avant. Vos mains sont en appui sur un meuble, comme lors de l'exercice précédent. Votre jambe d'appui est semi-fléchie. Élevez l'autre jambe vers l'arrière : votre cuisse plus haute que la jambe est parallèle au sol et votre pied en flexion.

Respirez… Soufflez…

- Inspirez par le nez lentement.
- Expirez par la bouche tout aussi lentement sur une des montées de jambe.

Le défi du jour !

Pour les vraies paresseuses : 2 séries de 15 élévations de chaque jambe. Décontractez-vous complètement entre chaque série.

Pour les plus courageuses : 2 séries de 20 élévations de chaque jambe en alternant une petite élévation et une grande (★★☆).

Ce que cela m'apporte aujourd'hui (pour frimer sur la plage demain)

Cet exercice raffermit essentiellement les parties basse et haute des fessiers.

Trucs de paresseuses

- Les exercices 3 et 4 ont fortement sollicité les muscles de vos fesses et de vos jambes. N'oubliez pas votre stretching afin d'éviter les courbatures.
- Ne ramenez pas le genou actif vers l'avant. La jambe doit être à l'arrière en permanence.

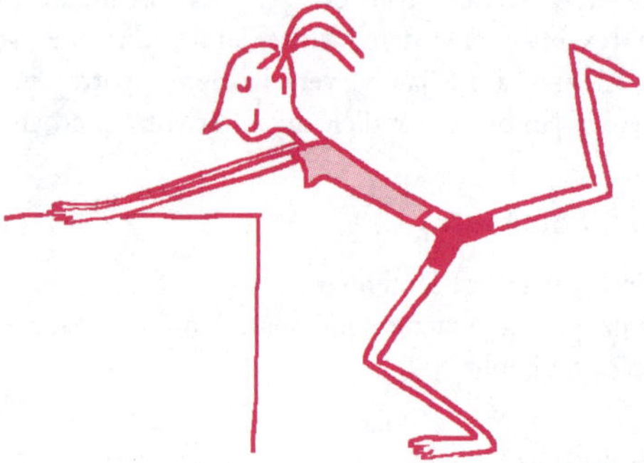

J'ai les jambes en compote !

Exercice 5
Étirements de la jambe vers l'arrière (★☆☆)

Les mains devant vous sur un appui, penchez-vous en avant, le dos plat et les jambes légèrement fléchies. Étirez au maximum une jambe vers l'arrière, parallèlement au sol et en gardant le pied en flexion.

Respirez... Soufflez...

- Inspirez par le nez lentement.
- Expirez par la bouche tout aussi lentement.

Le défi du jour !

Pour celles qui débutent : 2 extensions de 10 secondes pour chaque jambe.

Pour celles qui ont l'habitude : même chose en prenant un appui plus bas avec les mains (un lit par exemple). La jambe doit rester dans le prolongement du dos pour éviter tout risque de cambrure (★☆☆).

Ce que cela m'apporte aujourd'hui (pour ne pas avoir de crampes demain)

Voici un étirement parfait pour les bras, les épaules, le dos et bien sûr toute la jambe.

Trucs de paresseuses

- Étirez la jambe très progressivement.
- La jambe d'appui ne doit pas être tendue car cela peut entraîner une cambrure. Non, vous n'êtes pas dans votre meilleur rôle lorsque vous faites du zèle.

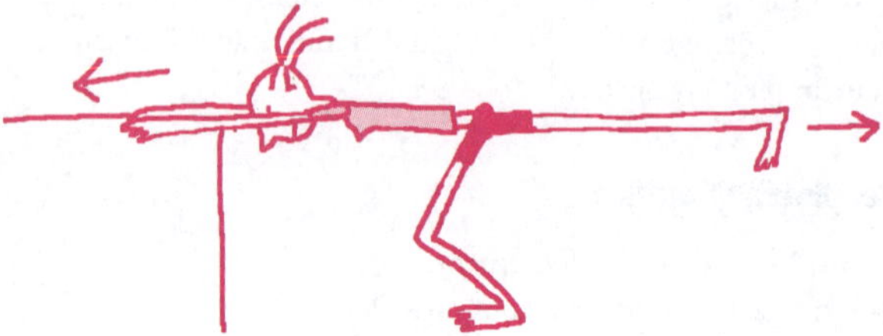

Le conseil du jour… pour vaincre les crampes

Les crampes surviennent au moment où l'on s'y attend le moins.

Comment les combattre ?

Pour en venir à bout, il faut en connaître les causes. Elles peuvent être dues à :

- un excès d'activité physique – on y croit moyennement… ;
- un échauffement insuffisant ou mal mené ;
- une absence de temps de récupération ou une insuffisance de la phase de repos ;
- un manque d'hydratation ;
- une réalisation gestuelle défectueuse ;
- un apport trop réduit de potassium, de magnésium ou de calcium ;
- une insuffisance veineuse (cela concerne surtout les crampes nocturnes).

Les traitements de fond

Les praticiens recommandent des bains chauds (sauf en cas de mauvaise circulation), des massages et des séances de physiothérapie. Ils prescrivent aussi souvent des dérivés de quinine, des myorelaxants (favorisant la détente musculaire), du magnésium, du calcium, du potassium, des veinotropes et de la vitamine B.

Les gestes qui font du bien

Allongez-vous et tendez le membre concerné avec douceur (si c'est le pied ou le mollet, fléchissez le pied au maximum). Hydratez-vous ou demandez à Jules de vous apporter un verre d'eau légèrement salée ou sucrée. Si vous le pouvez, consommez un aliment riche en vitamine B1 (thiamine) – pain complet, lait ou beurre – ou B6 (pyridoxine) – fruits et légumes.

Conseil

En cas de crampes persistantes, consultez votre médecin.

Faites bouger votre bassin sur le *floor* !

Exercice 1
Flexions-extensions des jambes à la verticale
(★☆☆)

Allongez-vous sur le dos. Placez vos jambes serrées parallèles au sol. Relevez le buste et maintenez-le immobile. Pratiquez ainsi des élévations des jambes tendues à la verticale et du bassin à votre rythme, en veillant à bien rentrer le ventre.

Respirez… Soufflez…

- Inspirez par le nez en redescendant le bassin.
- Expirez par la bouche en l'élevant.

Le défi du jour !

Pour les vraies paresseuses : 2 séries de 12 élévations du bassin.

Pour les plus courageuses : 2 séries de 20 élévations du bassin en alternant une grande élévation et une petite (★☆☆).

Ce que cela m'apporte aujourd'hui (pour frimer sur la plage demain)

Ces flexions-extensions raffermissent tous les abdominaux de face, pour votre plus grand bonheur.

Trucs de paresseuses

- Ramenez toujours les mollets parallèles au sol après chaque élévation.
- L'exercice sera moins efficace si vous reposez votre tête en permanence sur le sol car il exercera moins la partie supérieure des muscles abdominaux. Vous voulez n'en faire qu'à votre tête, pas vrai ? Eh bien, allez-y, on ne vous en tiendra pas rigueur !

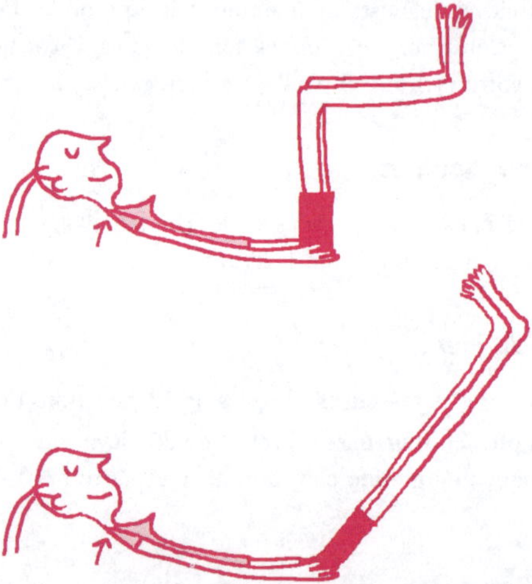

JF recherche effort minimum pour effet maximum

Exercice 2 – Relevés du buste avec une jambe immobile à la verticale (★☆☆)

Vous êtes allongée sur le dos, une jambe tendue à la verticale. Relevez le buste. Quoi ? C'est tout ? Oui, c'est tout, mais cela demande un minimum de concentration, car votre jambe doit rester la plus immobile possible à chaque relevé de buste.

Respirez… Soufflez…

- Inspirez par le nez quand vous ramenez le buste au sol.
- Expirez par la bouche à chaque relevé de buste.

Le défi du jour !

Pour les vraies paresseuses : 2 séries de 10 relevés de buste. Reposez-vous 1 minute entre chaque série.

Pour les plus courageuses : 2 séries de 20 relevés de buste. Reposez-vous 30 secondes entre les séries (★★☆).

Ce que cela m'apporte aujourd'hui (pour frimer sur la plage demain)

Une silhouette digne de celles que l'on voit dans les pubs pour yaourts à 0 % !

Trucs de paresseuses

- Si cela vous semble trop difficile, faites des relevés de buste avec les jambes fléchies.
- Évitez de remuer la jambe à chaque relevé de buste. Conservez-la immobile et tâchez de ne pas trembler comme un mouton atteint de fièvre aphteuse !

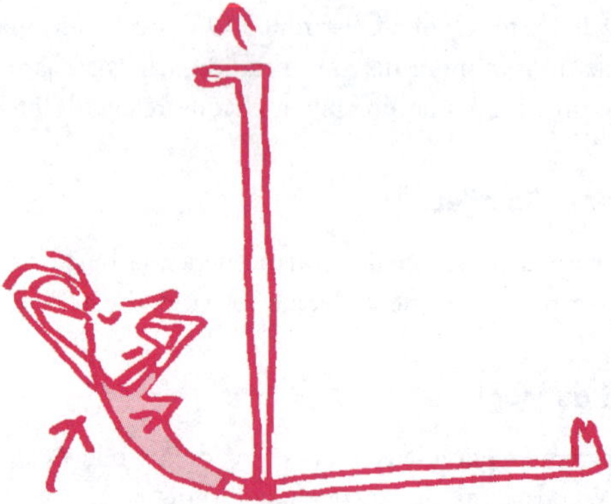

Des fessiers en béton

Exercice 3
Cercles d'une jambe à l'arrière et sur le côté (★☆☆)

Vous vous tenez debout, les mains posées sur un canapé ou sur un meuble, avec la jambe d'appui semi-fléchie. Faites plusieurs enchaînements avec l'autre jambe tendue : 1 enchaînement = 2 cercles sur le côté et 2 cercles en arrière, en travaillant à votre rythme, sans stresser.

Respirez… Soufflez…

- Inspirez par le nez lentement.
- Expirez par la bouche tout aussi lentement.

Le défi du jour !

Pour les vraies paresseuses : 2 séries de 20 enchaînements (10 cercles dans un sens puis dans l'autre) pour chaque jambe.

Pour les plus courageuses : 2 séries de 30 enchaînements (15 cercles dans un sens puis dans l'autre) pour chaque jambe. Variez l'amplitude de chaque cercle (★★☆).

Ce que cela m'apporte aujourd'hui (pour frimer sur la plage demain)

Cet exercice très complet raffermit l'ensemble des muscles fessiers. Il a aussi l'avantage de tonifier l'intérieur et l'extérieur des cuisses.

Trucs de paresseuses

- Jules ne peut pas prendre votre entraînement quotidien comme prétexte pour zapper sur la chaîne 100 % sport puisque vous pouvez continuer à regarder votre série préférée à la télévision.
- L'inconfort qui survient au bout d'un moment va vous pousser à stopper naturellement l'exercice. Un seul mot : ré-sis-tez !

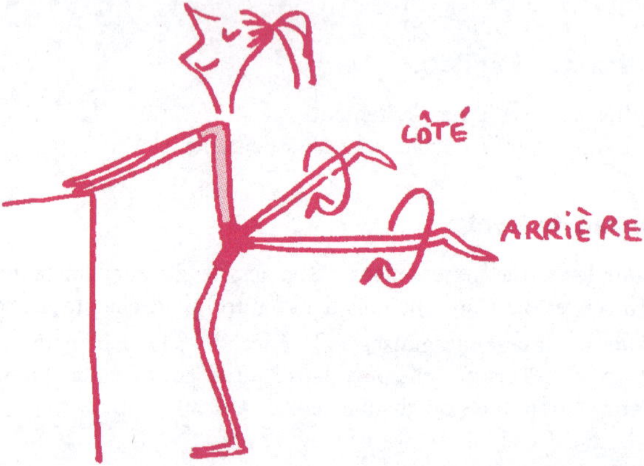

Mettez-vous à plat ventre et faites-les tous tomber

Exercice 4
Élévations d'une jambe à l'arrière avec contraction des fessiers (★☆☆)

Allongez-vous sur le ventre, jambes tendues et serrées, un coussin sous la taille. Placez le menton sur les mains. Soulevez lentement une jambe tendue en contractant au maximum les fessiers.

Respirez... Soufflez...

- Inspirez par le nez lentement.
- Expirez par la bouche tout aussi lentement.

Le défi du jour !

Pour les vraies paresseuses : 2 séries de 20 élévations lentes pour chaque jambe.

Pour les plus courageuses : faites de même en marquant un arrêt de 6 secondes chaque fois que la jambe se trouve en position haute (★★☆).

Ce que cela m'apporte aujourd'hui (pour frimer sur la plage demain)

Cette technique vise à raffermir les parties basse et médiane des fessiers.

Trucs de paresseuses

- Étirez les jambes au maximum pendant tout l'exercice.
- Ne creusez pas les reins.

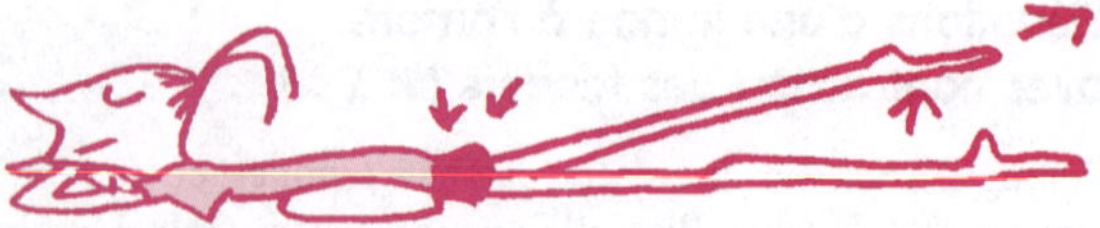

Un peu de yoga, ça vous tente ?

Exercice 5
Étirements vers l'avant, assise en tailleur (★☆☆)

Assise en tailleur, fléchissez le buste devant vous en étirant le plus loin possible les mains sur le sol.

Respirez… Soufflez…

- Inspirez par le nez avant de commencer.
- Expirez par la bouche pendant tout l'étirement.

Le défi du jour !

Pour celles qui débutent : 2 postures de 8 secondes chacune.
Pour celles qui ont l'habitude : même chose en penchant le buste à droite, puis à gauche. Restez 8 secondes sur chacun des côtés (★☆☆).

Ce que cela m'apporte aujourd'hui (pour ne pas avoir de crampes demain)

Cette technique, issue du hatha-yoga, est l'une des plus pratiquées pour supprimer, ou du moins réduire fortement, les douleurs musculaires des hanches. « Hatha-yoga » : encore un mot que vous pourrez ressortir lors d'un cocktail, pour faire genre !

Trucs de paresseuses

- Travaillez à votre rythme – ce qui ne signifie pas qu'il faille vous endormir sur vos lauriers !
- Pour éviter de casser votre dos, regardez toujours vers le sol.

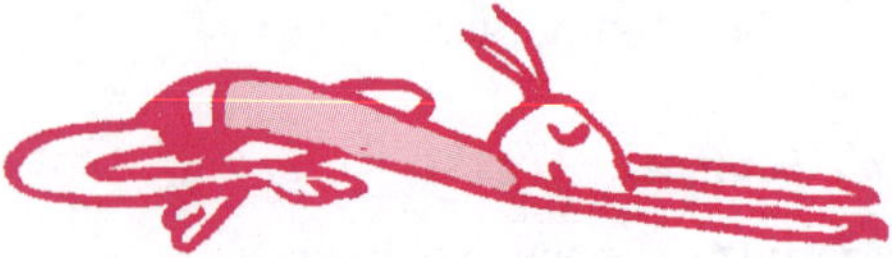

Le conseil du jour… pour donner du peps à votre organisme

Pour être en pleine forme, prenez de la vitamine C.

« C » quoi au juste ?

C'est l'une des vitamines du système immunitaire qui ne peut malheureusement pas être stockée. Or, elle est indispensable au bon fonctionnement de l'organisme.

« C » pour quoi faire ?

En tant que paresseuse, vous veillerez tout particulièrement à ne pas en manquer. Une carence en vitamine C se traduit par une fatigue (liée le plus souvent à une déficience immunitaire) et parfois à des troubles sanguins ou à des problèmes dermatologiques.

Elle stimule l'activité immunitaire et joue un rôle actif dans la respiration cellulaire. Elle est souvent prescrite pour les états fébriles, dépressifs et pour certains allergènes (ces substances responsables d'une réaction de type allergique).

« C » comme conseil de consommation

Il convient d'en consommer 1 200 mg par jour au maximum. Vous trouverez de la vitamine C dans les fruits, les légumes crus ou légèrement cuits, mais également sous forme d'ampoules, de gélules, de poudre ou de comprimés.

Les ennemis de la vitamine C

- La cuisson trop longue des aliments ou leur exposition prolongée à l'air libre.
- Le tabac.
- L'alcool.

Les alliés (pour un effet stimulant renforcé)

- Le calcium.
- Le magnésium.

Marre de votre petit bedon ?

Exercice 1
Ramenés des jambes tendues vers soi (★☆☆)

Vous êtes dans votre position favorite (allongée sur le dos), jambes tendues et perpendiculaires au sol (ça se complique !), les bras en croix. Ramenez les jambes vers le visage.

Respirez… Soufflez…

- Inspirez par le nez en éloignant les jambes.
- Expirez par la bouche en ramenant les jambes vers le visage.

Le défi du jour !

Pour les vraies paresseuses : 3 séries de 12 rapprochés de jambes. Faites une pause de 30 secondes entre chaque série.

Pour les plus courageuses : 3 séries de 20 rapprochés de jambes sur un rythme dynamique. Reposez-vous une trentaine de secondes entre chaque série (★★☆).

Ce que cela m'apporte aujourd'hui (pour frimer sur la plage demain)

Cet exercice tonifie les abdominaux et élimine la couche graisseuse au niveau du ventre.

Trucs de paresseuses

- Pensez fort, très fort, au dimanche de farniente qui vous attend !
- Ne ramenez pas trop vos jambes vers l'arrière, afin d'éviter toute cambrure lombaire.

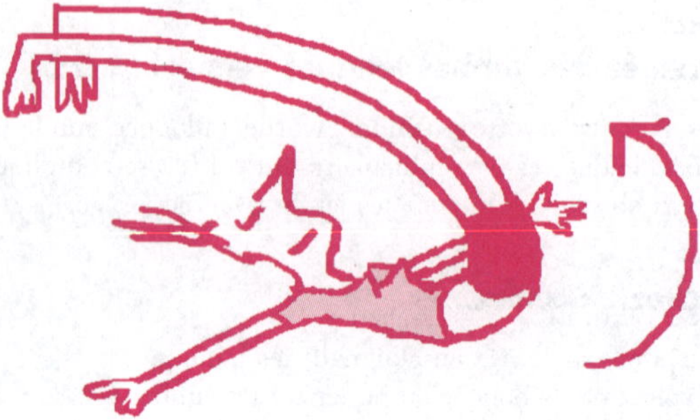

Hey sexy lady !

Exercice 2
Croisés des jambes (★☆☆)

Allongez-vous sur le côté, en appui sur un avant-bras. Ramenez les jambes tendues à angle droit avec le buste. Faites des battements de jambes parallèles au sol en travaillant à votre rythme.

Respirez… Soufflez…

- Inspirez par le nez lentement.
- Expirez par la bouche tout aussi lentement.

Le défi du jour !

Pour les vraies paresseuses : 2 séries de 25 croisés de jambes pour chaque côté.
Pour les plus courageuses : 2 séries de 30 croisés de jambes pour chaque côté (1 série sur un rythme rapide, 1 série sur un rythme lent) ★★☆.

Ce que cela m'apporte aujourd'hui (pour frimer sur la plage demain)
Très complète, cette technique tonifie le ventre et le bas des fessiers, mais aussi les cuisses.

Trucs de paresseuses

- Tâchez de ramener vos jambes le plus près possible du visage.
- Ne fléchissez pas les jambes !

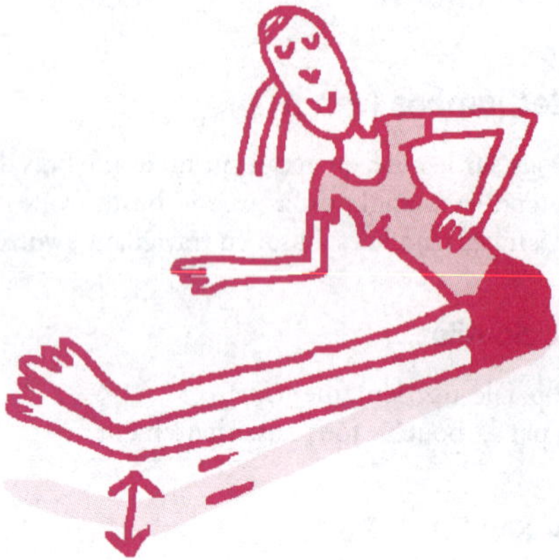

Jouez au culbuto !

Exercice 3
Contractions des fessiers avec bascule du corps (★☆☆)

Puisque c'est samedi, autant se la jouer cool ! Rassurez-vous, cela ne va pas durer très longtemps. Le vieil adage qui dit qu'il faut souffrir pour être belle est injuste, mais pas tout à fait faux non plus.

Asseyez-vous, jambes tendues devant vous, et placez les mains derrière le dos. Contractez les fessiers au maximum en basculant le corps d'un fessier sur l'autre, le tout sur un rythme très lent.

Respirez... Soufflez...

- Inspirez par le nez lentement.
- Expirez par la bouche tout aussi lentement.

Le défi du jour !

Pour les vraies paresseuses : 20 bascules d'un fessier sur l'autre en contractant bien.

Pour les plus courageuses : 30 bascules en soulevant la jambe du fessier décollé en alternance (★☆☆).

Ce que cela m'apporte aujourd'hui (pour frimer sur la plage demain)

Ce petit jeu de bascule plutôt rigolo raffermit, sans en avoir l'air, la partie médiane des fessiers, mais aussi les muscles des cuisses.

Trucs de paresseuses

- Contractez fortement les muscles fessiers – sinon cela n'a aucun intérêt.
- Si Jules vous surprend, il risque fort de penser que vous souffrez de quelques maux dont nous tairons le nom.

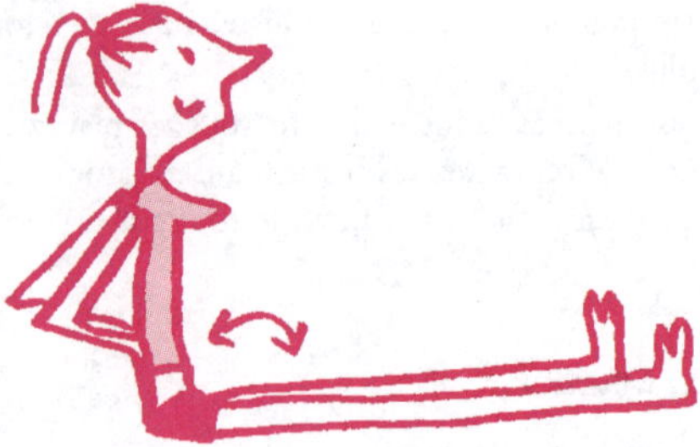

Fermez la porte derrière vous pour réaliser cet exercice

Exercice 4
Flexions-extensions de la jambe sur le côté (★☆☆)

À quatre pattes en appui sur les avant-bras (pas les mains, pour éviter la cambrure du dos) : fléchissez et tendez une jambe sur le côté (le plus près possible de l'épaule) en reposant le pied sur le sol à chaque fois… Pas top glamour, mais hyper-efficace ! Travaillez lentement.

Respirez… Soufflez…

- Inspirez par le nez sur la flexion de jambe.
- Expirez par la bouche sur l'extension.

Le défi du jour !

Pour les vraies paresseuses : 2 séries de 15 flexions-extensions sur le côté de chaque jambe. Reposez-vous une dizaine de secondes entre les séries.

Pour les plus courageuses : même chose en tâchant de garder chaque extension en l'air pendant 3 secondes (★★☆). Ouah, ça tire !

Ce que cela m'apporte aujourd'hui (pour frimer sur la plage demain)

Cet exercice raffermit l'extérieur des fessiers et l'intérieur des cuisses. Après cela, ce sont les mâââââles qui vous supplieront à quatre pattes de leur donner votre numéro !

Trucs de paresseuses

- Confortable… malgré les apparences.
- Ne placez pas la jambe active trop à l'arrière : le genou doit être le plus près possible de l'épaule.

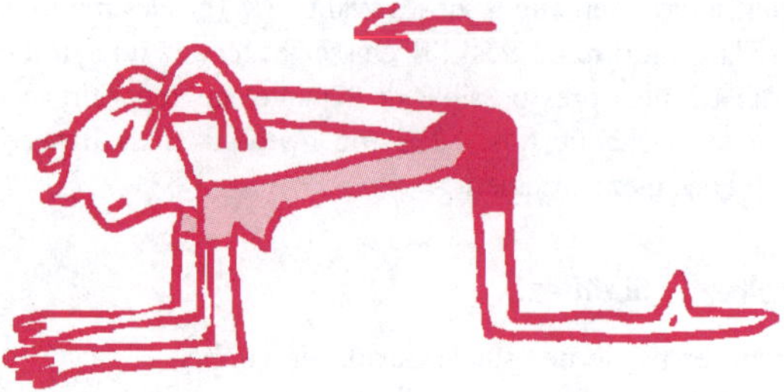

Une semaine !!!
J'ai passé le cap !

Exercice 5
Étirement général du corps (★☆☆)

Allongée sur le dos, jambes et bras tendus et écartés, vous fêtez cette semaine d'exercices passée avec brio. Il est temps d'étirer les bras et les jambes au maximum pour que votre grasse matinée dominicale ne se transforme pas en réveil prématuré et douloureux.

Respirez... Soufflez...

- Inspirez par le nez en gonflant la cage thoracique.
- Expirez par la bouche en creusant le ventre.

Le défi du jour !

Pour celles qui débutent : 2 étirements de 8 secondes.

Pour celles qui ont l'habitude : étirez successivement pendant 4 secondes le bras gauche, puis la jambe droite, puis le bras droit et enfin la jambe gauche. Maintenez l'étirement des 4 membres pendant 8 secondes pour finir. Recommencez le tout 2 fois (★☆☆).

Ce que cela m'apporte aujourd'hui (pour ne pas avoir de crampes demain)

Cette technique étire complètement l'ensemble de la musculature et est propice à la venue du sommeil.

Trucs de paresseuses

- Vos poings sont serrés et vos pieds sont en flexion. Vous vous étirez jusqu'au bout des ongles.
- *Facile* ne veut pas dire « à bâcler » !

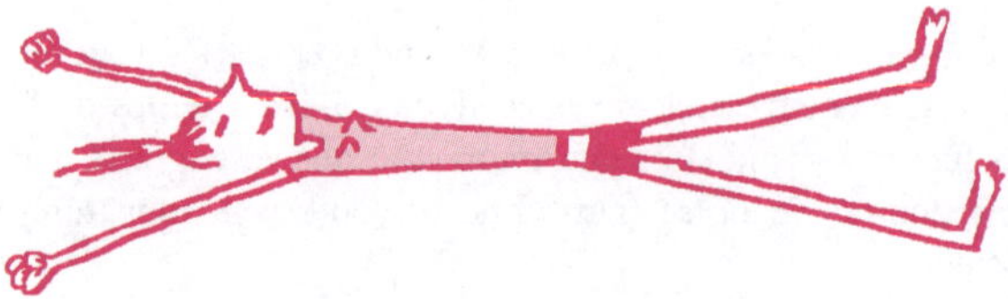

Le conseil du jour… pour bien dîner le soir

Fini le temps où l'on prenait de la salade et du yaourt maigre avant de se coucher !

Paresseuse qui dîne dort !

Les dernières expériences ont prouvé que l'on peut faire un dîner équilibré (pas pantagruélique, bien sûr) sans crainte de grossir et que, par ailleurs, trop peu se nourrir le soir entraîne chez beaucoup de personnes des troubles du sommeil.

Ce que vous devez faire

- Prenez un repas contenant peu de lipides, beaucoup de glucides complexes et un index glycémique faible pour maintenir le taux sanguin au bon niveau de sucre et éviter la sensation de faim.
- Consommez pâtes et riz (des glucides lents) si vous devez pratiquer une activité sportive assez intense le matin. Mais si, cela peut vous arriver !
- En cas d'état dépressif, un dîner léger incluant banane et yaourt est conseillé.

Ce que vous devez éviter

- Ne buvez ni boissons alcoolisées ni café le soir.
- Buvez de l'eau pour humecter dans l'estomac la nourriture ingérée, mais avec modération, pour ne pas avoir à parcourir l'appartement en courant durant la nuit.

10 façons de ne pas faire ses exercices « à la n'importe nawak »

1. Demandez l'avis d'un médecin

Faites-vous faire un bilan complet de santé et évaluez les types d'exercices à supprimer le cas échéant. Pas tous non plus ! Au mieux, remplacez-les par d'autres, plus adaptés.

2. Soufflez

N'hésitez pas à augmenter les temps de récupération dès que vous en ressentez le besoin.

3. Restez constante

Évitez de changer de rythme lors d'une même série d'exercices. Ce n'est pas parce que Jules vous demande où vous avez bien pu mettre les clés de la voiture qu'il faut en profiter pour vous reposer !

4. Soyez narcissique

Entraînez-vous de préférence devant une glace. Pour vous corriger en permanence, pas pour vous admirer dans l'effort !

5. Ne claquez pas des dents

S'exercer dans une pièce trop chaude ou trop froide n'est vraiment pas conseillé : 19 à 22 °C semble raisonnable. Portez des vêtements confortables en matières naturelles n'entravant pas la circulation (coton, laine…) et surtout ayez chaud aux pieds pendant toute votre séance.

6. Ne vous improvisez pas coach

Veillez à respecter l'ordre chronologique des exercices : il n'est pas le fait du hasard !

7. Imposez-vous un rythme

Ne cessez pas toute activité physique pendant plus de quinze jours : après ce délai, vous risquez de perdre la plus grande partie des acquis.

8. Prenez-vous un moment rien que pour vous

Ayez suffisamment de temps pour vous entraîner : ne le faites pas entre deux autres activités (les courses et le repassage), à la va-vite.

9. Respectez les rythmes respiratoires conseillés

C'est très important pour que l'exercice soit réalisé dans des conditions optimales, mais aussi pour votre bien-être.

10. Ne vous alimentez pas…

… juste avant de vous y mettre ! Vous risqueriez d'éprouver une gêne et des nausées.

4

Comment devenir une bombe à retardement grâce au programme de la 2e semaine

Vous bougez ! Qui l'eût cru ?

Eh oui ! Le plus dur est passé ! Votre corps commence à s'habituer doucement (mais sûrement) à l'effort physique. Bon, d'accord, le plaisir dans l'effort n'est pas encore là, mais cela va venir. Surtout, ne vous découragez pas.

Avant de poursuivre

Il se peut que vous ayez eu quelques courbatures après les séances de la première semaine. Rassurez-vous, cela n'a rien d'inquiétant – ce qui le serait plus, ce serait de vous voir vous précipiter sur un énorme paquet de chips après quelques levés de jambes !

Pour pallier les courbatures :

- **Pensez à bien vous hydrater,** par petites quantités, avant et après l'exercice.
- **Restez suffisamment sous la douche** après votre entraînement quotidien, de manière à détendre vos muscles comme il se doit.

Persévérez

Ces courbatures sont la preuve irréfutable de votre effort et la promesse des résultats à venir. N'oubliez pas que ce qui importe, c'est essentiellement la façon de vous entraîner : si vous ne faites pas d'effort sur un mouvement et que vous cessez dès que vous ressentez une gêne, le résultat risque de se faire attendre !

Rappel

Les séances de stretching proposées dans cet ouvrage doivent être pratiquées consciencieusement afin d'assouplir les muscles que vous avez exercés, d'éviter les courbatures et d'obtenir une belle musculature tout en longueur, pour ne pas ressembler à Rambo !

Métro, boulot… abdos !

Exercice 1
Petits cercles des jambes tendues et serrées (★★☆)

Allongée sur le dos, faites des cercles avec les jambes tendues et serrées à la verticale. Vos pieds sont en flexion et vos bras en croix. Pour bien commencer la semaine…

Respirez… Soufflez…

- Inspirez par le nez lorsque vos jambes s'éloignent du visage.
- Expirez par la bouche lorsque vos jambes reviennent près du visage.

Le défi du jour !

Pour les vraies paresseuses : 2 séries de 10 cercles dans un sens, puis 2 séries de 10 cercles dans l'autre, sur un rythme lent. Reposez-vous 1 minute entre chaque série.

Pour les plus courageuses : 2 séries de 15 cercles dans un sens, puis 2 séries de 15 cercles dans l'autre, sur un rythme lent. Reposez-vous 30 secondes entre chaque série (★★☆).

Ce que cela m'apporte aujourd'hui (pour frimer sur la plage demain)

Cet exercice est idéal pour tonifier les abdominaux et éliminer la couche graisseuse du ventre.

Trucs de paresseuses

- N'hésitez pas à mettre vos mains sous vos hanches pour soulever votre bassin en cas d'inconfort dorsal.
- Ne travaillez pas en apnée ; votre respiration doit être constante.

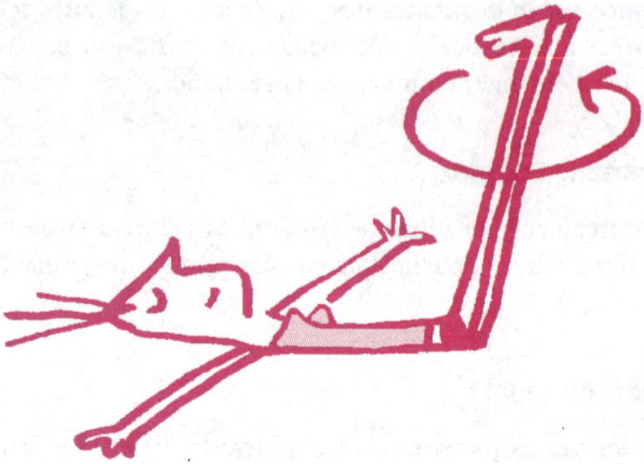

Un joli ventre sans s'presser !

Exercice 2
Relevés du buste à gauche et à droite (★★☆)

Face à une chaise, allongez-vous sur le dos, les bras dans le prolongement du corps. Serrez les mollets sur la chaise. Avec les mains, touchez le dessus de la chaise de chaque côté des jambes, le tout à votre rythme.

Respirez… Soufflez…

- Inspirez par le nez en redescendant le buste.
- Expirez par la bouche en le relevant.

Le défi du jour !

Pour les vraies paresseuses : 2 séries de 12 relevés de buste.

Pour les plus courageuses : 2 séries de 20 relevés de buste en alternant les mouvements à droite et à gauche (★★☆).

Ce que cela m'apporte aujourd'hui (pour frimer sur la plage demain)

Cet exercice raffermit l'ensemble des muscles abdominaux de face.

Trucs de paresseuses

- Gardez bien le menton contre la poitrine.
- N'arrondissez pas le dos lorsque vous remontez le buste.

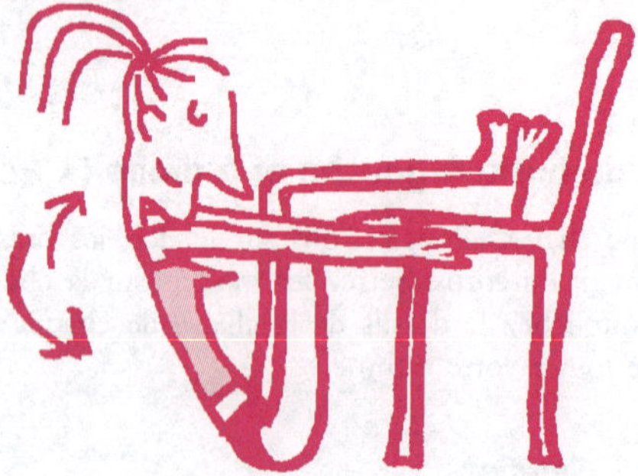

Un exercice banal pour des fesses… pas banales

Exercice 3
Élévations latérales de la jambe fléchie (★★☆)

Voici l'une des techniques de base pour faire travailler les muscles fessiers. À quatre pattes, en appui sur les avant-bras, faites de petites élévations latérales d'une jambe fléchie.

Respirez… Soufflez…

- Inspirez par le nez régulièrement.
- Expirez par la bouche tout aussi régulièrement.

Le défi du jour !

Pour les vraies paresseuses : 3 séries de 10 petites élévations de chaque jambe. Décontractez-vous 8 secondes entre chaque série.

Pour les plus courageuses : 3 séries de 16 petites élévations de chaque jambe. Décontractez-vous 5 secondes entre chaque série (★★☆).

Ce que cela m'apporte aujourd'hui (pour frimer sur la plage demain)

Cette technique est souvent pratiquée dans les cours d'abdo-fessiers et durcit une grande partie de la région fessière. Elle raffermit également l'intérieur des cuisses.

Trucs de paresseuses

- Travaillez à votre rythme durant la première série, à un rythme rapide durant la deuxième et très lentement pendant la dernière.
- Veillez à ne pas élever la jambe vers l'arrière, mais bien sur le côté.

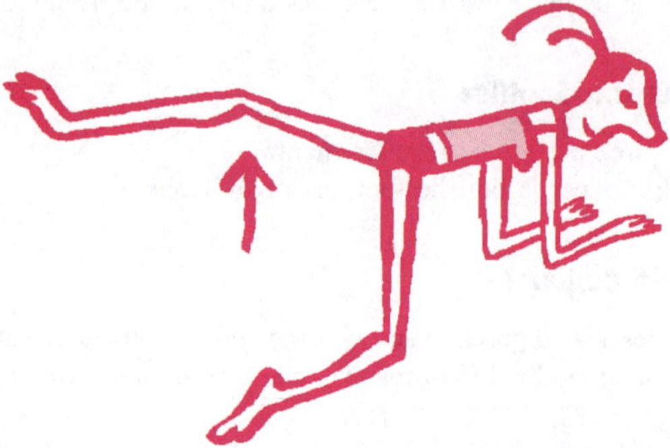

J'suis trop courageuse !

Exercice 4
Élévations du bassin suivies de rapprochés des genoux (★★☆)

Allongez-vous sur le dos, les bras le long du corps, les mains touchant les talons, jambes fléchies et écartées. Alternez 2 élévations du bassin et 2 rapprochés des genoux à votre rythme, mais pas trop lentement non plus !

Respirez... Soufflez...

- Inspirez par le nez en redescendant le bassin et en écartant les genoux.
- Expirez par la bouche en montant le bassin et en rapprochant les genoux.

Le défi du jour !

Pour les vraies paresseuses : 2 séries de 12 enchaînements (1 enchaînement = 2 élévations du bassin et 2 rapprochés des genoux).
Pour les plus courageuses : 2 séries de 20 enchaînements (★★☆).

Ce que cela m'apporte aujourd'hui (pour frimer sur la plage demain)

Des fesses et des cuisses bien fermes pour courir comme dans *Alerte à Malibu.* Il ne vous manquera plus que le maillot de bain rouge vif et la chevelure peroxydée qui va avec.

Trucs de paresseuses

- Demandez à Jules d'accrocher votre dernier téléviseur écran plat LCD au plafond !
- Ne reposez pas le bassin sur le sol. Celui-ci, en redescendant, doit juste l'effleurer. Il est vrai que la gravité est plus forte lorsqu'on est paresseuse comme vous !

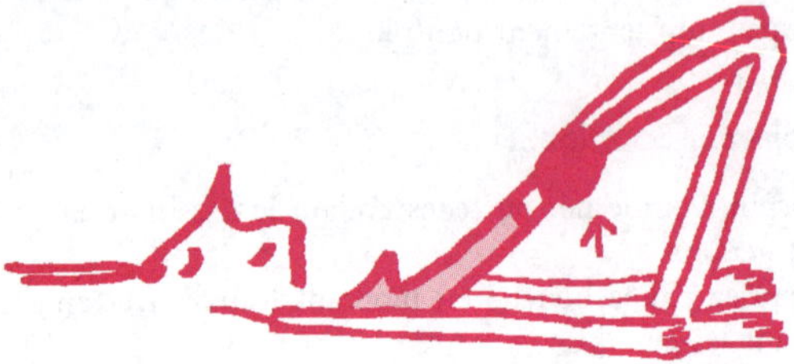

Ouh ! Je suis toute courbaturée !

Exercice 5
Souplesse du dos et de la taille (★★☆)

Debout, fléchissez lentement le buste vers l'avant jusqu'à ce que les mains touchent le sol… Vous allez voir : c'est coton, mais c'est très bon pour vous ! La phase maximale d'extension doit durer 15 secondes.

Respirez… Soufflez…

- Inspirez par le nez lentement.
- Expirez par la bouche tout aussi lentement.

Le défi du jour !

Pour celles qui débutent : 3 postures en écartant les bras et les jambes.

Pour celles qui ont l'habitude : 3 postures en gardant les jambes plutôt serrées (★★☆).

Ce que cela m'apporte aujourd'hui (pour ne pas avoir de crampes demain)

Cet exercice détend efficacement le dos et la taille.

Trucs de paresseuses

- Décontractez-vous complètement pendant une dizaine de secondes entre chaque posture.
- Tâchez autant que possible de ne pas fléchir les jambes.

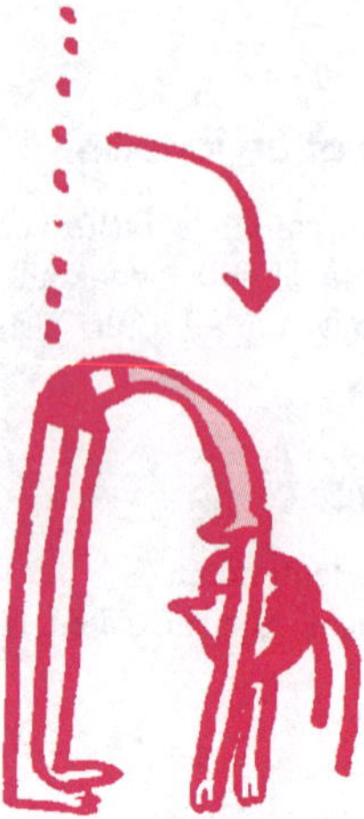

Le conseil du jour… pour un ventre ferme après l'accouchement

Ça y est : bébé est arrivé ! Mais après l'accouchement, il n'est pas toujours si évident de retrouver le corps que l'on avait. Alors voici pour vous quelques conseils à suivre.

De nouveau fabuleuse

Pour vous reconstituer une paroi abdominale ferme et tonique, il est important de respecter un délai de 6 semaines après l'accouchement.

En douceur, mais régulièrement

Il importe de s'entraîner peu et en douceur dans les premiers temps, mais si possible tous les jours – oui, vous avez bien lu : tous les jours.

En variant les « plaisirs »

Pour une tonicité abdominale globale, mais surtout de qualité, vous devez à tout prix varier les types d'exercices pratiqués. Privilégiez les exercices qui mettent les jambes en action, et n'oubliez pas de contracter les abdominaux. C'est à ce prix que vous retrouverez un ventre de jeune fille.

Conseil

Si vous avez le temps, remusclez en même temps votre dos, qui a été fortement sollicité durant votre grossesse.

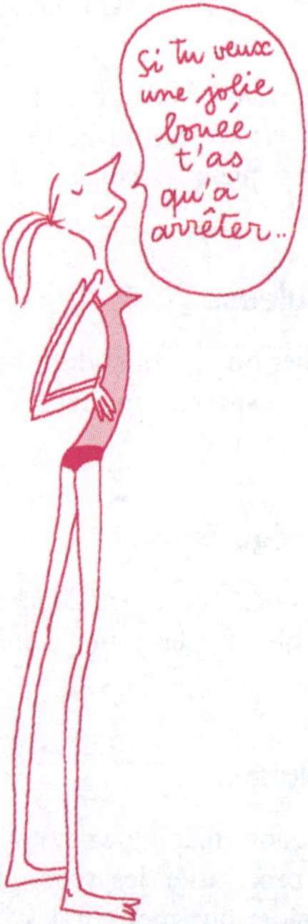

La Rolls-Royce des exercices

Exercice 1
Battements de la jambe inférieure vers la jambe supérieure (★★☆)

Allongée sur le côté, en appui sur un avant-bras, ramenez les jambes tendues à angle droit avec le buste. Faites de petits battements pour ramener la jambe inférieure vers la jambe supérieure à un rythme dynamique.

Respirez... Soufflez...

- Inspirez par le nez lentement.
- Expirez par la bouche tout aussi lentement.

Le défi du jour !

Pour les vraies paresseuses : 2 séries de 15 battements pour chaque jambe.

Pour les plus courageuses : 2 séries de 30 battements pour chaque jambe (★★☆)... sans faire de grimaces (★★★) !

Ce que cela m'apporte aujourd'hui (pour frimer sur la plage demain)

Les bienfaits de cet exercice sont multiples. Il renforce les abdominaux aussi bien latéraux que faciaux, mais aussi les fessiers et les adducteurs. Et pour un niveau de difficulté encore acceptable !

Trucs de paresseuses

- Pensez à bien rentrer le ventre pendant la pratique de cet exercice.
- Ne fléchissez pas les jambes et veillez à ne pas reposer la jambe active sur le sol, sauf si vous avez le dos fragile.

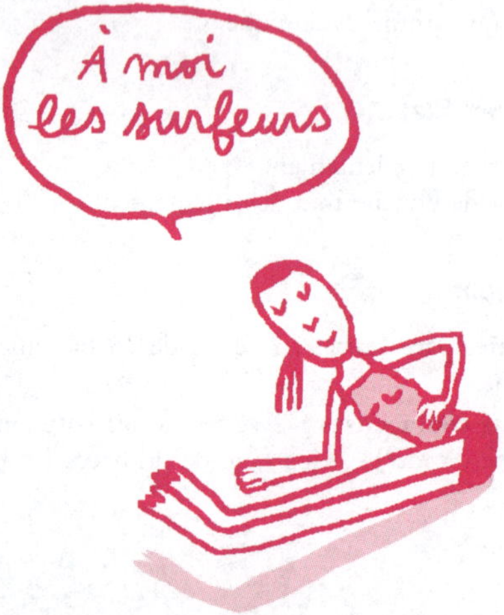

Pliez-vous en deux pour être belle

Exercice 2
Ramenés simultanés des jambes vers le buste (★★☆)

Allongée sur le dos, le buste relevé, mains derrière la nuque, les jambes tendues à la verticale, placez les pieds l'un derrière l'autre, écartés d'une vingtaine de centimètres. Ramenez ainsi simultanément le buste et les jambes.

Respirez... Soufflez...

- Inspirez par le nez en éloignant le buste et les jambes.
- Expirez par la bouche en les rapprochant.

Le défi du jour !

Pour les vraies paresseuses : 2 séries de 20 ramenés « buste-jambes » en inversant la position des pieds lors de la seconde série. Décontractez-vous une dizaine de secondes entre les séries.

Pour les plus courageuses : même chose, mais en maintenant chaque rapproché pendant 3 secondes (★★☆).

Ce que cela m'apporte aujourd'hui (pour frimer sur la plage demain)

Cette technique est complète pour le renforcement du haut (zone de l'estomac) et du bas (ventre) de la région abdominale de face.

Trucs de paresseuses

- Travaillez avec régularité sur un rythme lent.
- Évitez de travailler avec à-coups : contrôlez au maximum le rapproché des jambes et du buste.

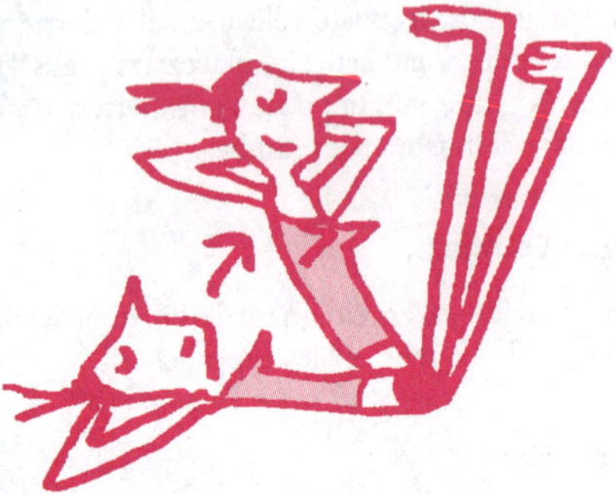

Et six, et sept, et... !

Exercice 3
Petits huit de la jambe supérieure (MMP)

Vous êtes allongée sur le côté, en appui sur un bras ou la tête en repos sur un coussin, les jambes semi-fléchies ramenées à angle droit avec le corps. Faites des huit de la jambe supérieure élevée à peu près à 45°.

Respirez... Soufflez...

- Inspirez par le nez en redescendant la jambe active.
- Expirez par la bouche en la levant.

Le défi du jour !

Pour les vraies paresseuses : pour chaque jambe, 6 huit à l'endroit puis 6 huit à l'envers. Reposez-vous une dizaine de secondes entre chaque série.

Pour les plus courageuses : même chose en maintenant la position haute de la jambe active durant 8 secondes à chaque fois (★★☆).

Ce que cela m'apporte aujourd'hui (pour frimer sur la plage demain)

Technique complète, cet exercice active un maximum de fibres musculaires. S'il n'y avait qu'un seul mouvement à faire pour les fessiers, ce serait celui-ci !

Trucs de paresseuses

- Conservez autant que possible la jambe active près de la poitrine.
- Tous ces chiffres vous donnent un sacré mal de tête ? Hmmm… Qui vous a demandé de multiplier 6 par 8 par 6 par 8 par… ? !

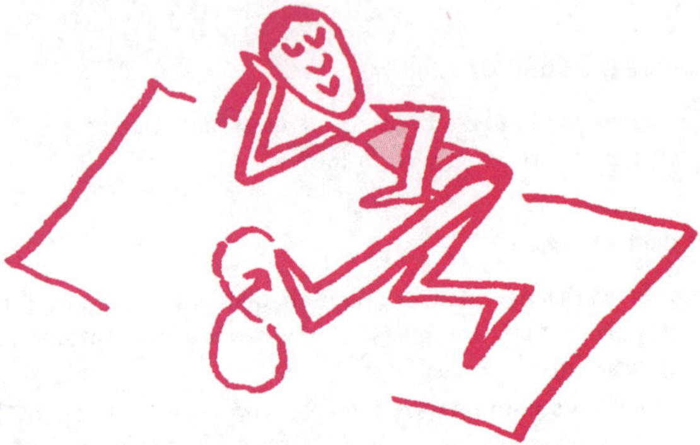

Cet été, ça va être *caliente* !

Exercice 4
Flexions latérales alternées en déplaçant les mains (★★☆)

Debout, jambes très écartées, posez vos mains sur le sol devant vous. Fléchissez ainsi au maximum une jambe après l'autre en déplaçant les mains à chaque fois.

Respirez… Soufflez…

- Inspirez par le nez lorsque les jambes sont immobiles (en position finale du mouvement).
- Expirez par la bouche lors du changement d'appui.

Le défi du jour !

Pour les vraies paresseuses : 2 séries de 15 flexions alternées. Décontractez-vous 8 secondes entre les séries.

Pour les plus courageuses : 2 séries de 15 flexions sur une jambe, puis 2 séries de 15 flexions sur l'autre (★★☆).

Ce que cela m'apporte aujourd'hui (pour frimer sur la plage demain)

Vos jambes et vos fessiers vont être retonifiés, vos muscles adducteurs assouplis. Cet exercice sert de préparation pour divers sports comme l'athlétisme.

Trucs de paresseuses

- Travaillez à votre rythme.
- Attention, vos pieds doivent rester parfaitement immobiles et parallèles.

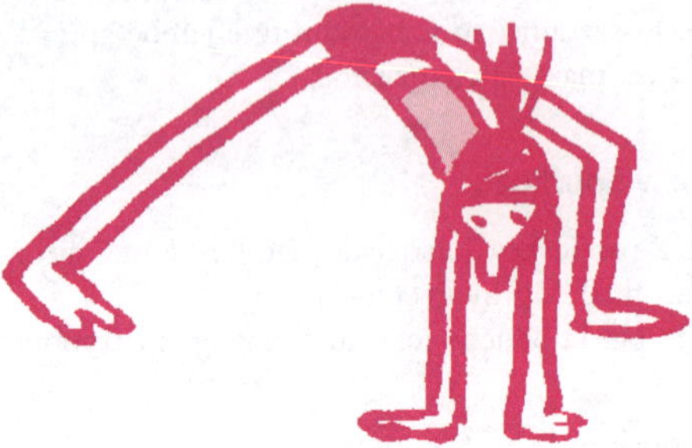

Ton petit corps de rêve tu ne maltraiteras point

Exercice 5
Souplesse du buste et des adducteurs (★☆☆)

À genoux, étirez devant vous la jambe droite (bien dans l'axe de son articulation) et fléchissez au maximum le corps sur cette jambe. Les bras sont en extension maximale et les paumes des mains sur le sol, de chaque côté de la jambe tendue.

Respirez… Soufflez…

- Inspirez par le nez lentement.
- Expirez par la bouche tout aussi lentement.

Le défi du jour !

Pour celles qui débutent : 4 postures alternées de 12 secondes chacune.

Pour celles qui ont l'habitude : inversez la position des jambes. Fléchissez devant vous la jambe avant et tendez la jambe arrière. À répéter 4 fois en alternance (★☆☆).

Ce que cela m'apporte aujourd'hui (pour ne pas avoir de crampes demain)

Une décontraction parfaite du dos pour un réveil en douceur.

Trucs de paresseuses

- Pour que la posture soit plus facile à réaliser, soulevez la plante du pied placé à l'avant. L'appui se fait alors sur le talon.
- C'est le ventre et la poitrine qui doivent toucher la jambe, et non pas le front.

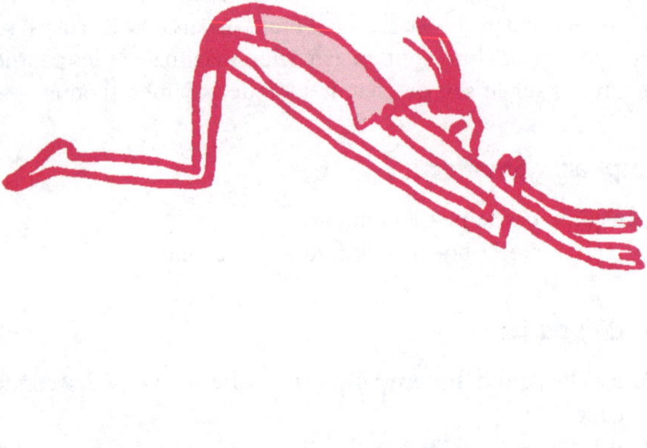

Le conseil du jour… pour combler un petit creux

En cas de petit creux, que faut-il consommer ? Une religieuse au café ? Une glace au chocolat ? Des marrons glacés ?… Ce serait trop beau ! Mais attention, savoir garder la ligne, c'est également éviter le stress des privations. Vous êtes censée le faire avec intelligence, sans excès ridicules et néfastes pour votre santé.

Les bonnes habitudes

Le mieux est de boire un grand verre d'eau et de manger une pomme, un yaourt à faible pourcentage de matières grasses ou, si vous êtes à la maison, une salade de fruits frais, ou encore, pour rester classique, deux tasses de thé avec une tranche de pain complet très légèrement beurrée ou confiturée. Cela étant, si vous vous agitez toute la journée et si vous dépensez beaucoup de calories, aucun problème pour déguster une banane avec un yaourt nature, une tranche de pain complet, le tout arrosé d'un verre de jus de fruits frais ou d'un thé.

Mauvaises nouvelles pour votre ligne

- 100 g de chocolat apportent 500 kcal.
- 100 g de madeleines apportent 450 kcal.
- 100 g de cake aux fruits apportent 386 kcal.

Les gâteaux, pas défendus

La pâtisserie est-elle vraiment à bannir définitivement de l'alimentation si l'on désire garder la ligne ? Oui ou non ?

Pas exactement – voilà enfin une réponse précise... Si vous êtes sédentaire et si vous vous laissez aller au plaisir (raisonnable) de gourmandise une fois par semaine, cela n'aura aucune incidence sur votre silhouette. Ainsi, si vous dégustez dans l'après-midi un éclair au chocolat, qui équivaut à 260 kcal, et si votre apport quotidien est de 1 900 kcal, il vous suffira de dîner légèrement pour que cette pâtisserie n'ait pas de conséquences désastreuses.

Comme en salle de gym, sans les machines et les lourdingues !

Exercice 1
Flexions-extensions des jambes serrées et des bras (★★☆)

Vous êtes assise, les mains au sol derrière le dos, les doigts dirigés vers le corps. Élevez les mollets serrés devant vous, parallèles au sol. Faites des flexions-extensions des jambes et des bras à votre rythme.

Respirez... Soufflez...

- Inspirez par le nez en ramenant les jambes vers vous.
- Expirez par la bouche en les tendant.

Le défi du jour !

Pour les vraies paresseuses : 2 séries de 12 flexions-extensions.

Pour les plus courageuses : 2 séries de 25 flexions-extensions avec les jambes écartées cette fois-ci (★★☆).

Ce que cela m'apporte aujourd'hui (pour frimer sur la plage demain)

Cet exercice tonifie le ventre, le milieu des abdominaux et l'arrière des bras pour éviter que ceux-ci se transforment en Flamby® avec les années.

Trucs de paresseuses

• Contractez votre ventre en permanence pendant l'effort… Non, ce n'est pas du masochisme, c'est de la volonté ! Et qu'est-ce que vous êtes belle quand vous faites un effort !

• Travaillez sans élan pour que l'exercice soit plus efficace.

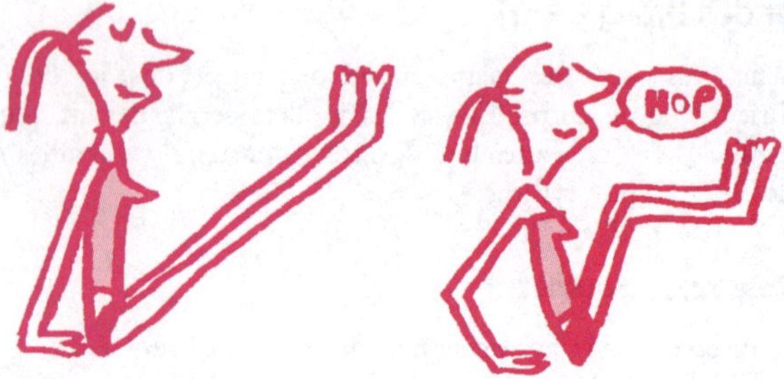

Non, on ne ralentit pas ! Allez, hop hop !

Exercice 2
Ramenés du coude vers le genou opposé (★★☆)

Allongée sur le dos, jambes écartées et fléchies, touchez le genou gauche en l'élevant avec le coude droit, puis inversez.

Respirez... Soufflez...

- Inspirez par le nez.
- Expirez par la bouche à chaque contact coude-genou.

Le défi du jour !

Pour les vraies paresseuses : 2 séries de 12 ramenés coude-genou à votre rythme, avec une pause de 30 secondes entre les séries.
Pour les plus courageuses : 2 séries de 20 ramenés coude-genou en diminuant le temps de récupération entre les séries (★★☆).

Ce que cela m'apporte aujourd'hui (pour frimer sur la plage demain)
Des abdos latéraux toniques et un petit ventre tout ferme pour crâner à mort !

Trucs de paresseuses

- Immortalisez ce moment d'une rareté absolue avec votre webcam ou votre appareil numérique.
- Évitez de diffuser la vidéo sur Internet à vos amies, au risque de finir sur YouTube dans le Top 10 des films les plus regardés à travers le monde !

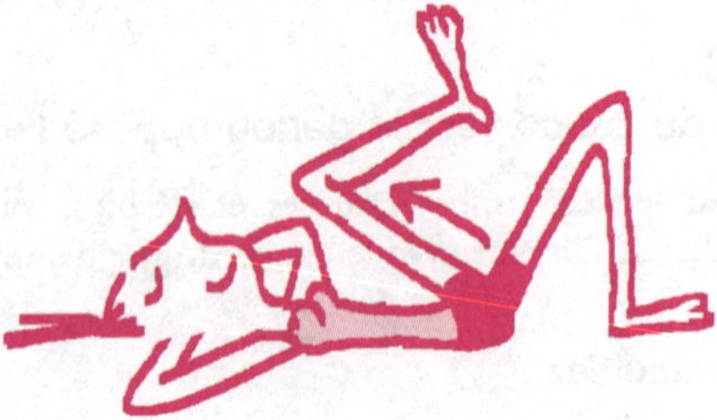

Décollez le bassin et mettez-les tous en gravitation autour de vous

Exercice 3
Élévations du bassin avec contraction des fessiers (★★☆)

Allongez-vous sur le dos, bras en croix, et placez vos talons serrés en appui sur un siège. Décollez le bassin du sol sur un rythme lent, en contractant fortement les fessiers.

Respirez… Soufflez…

- Inspirez par le nez en descendant le bassin.
- Expirez par la bouche en le montant.

Le défi du jour !

Pour les vraies paresseuses : 2 séries de 20 élévations.

Pour les plus courageuses : 2 séries de 25 élévations en alternant une grande et une petite (★★☆).

Ce que cela m'apporte aujourd'hui (pour frimer sur la plage demain)

Vos fessiers vont être si durs que vous risquez d'user un peu plus rapidement les housses de vos sièges de voiture.

Trucs de paresseuses

- Gardez le bassin près du siège et ne le laissez pas tomber sur le sol ; il doit juste l'effleurer.
- Entre nous, les housses de voiture Hello Kitty®, c'est vraiment pas terrible quand on a 30 ans !

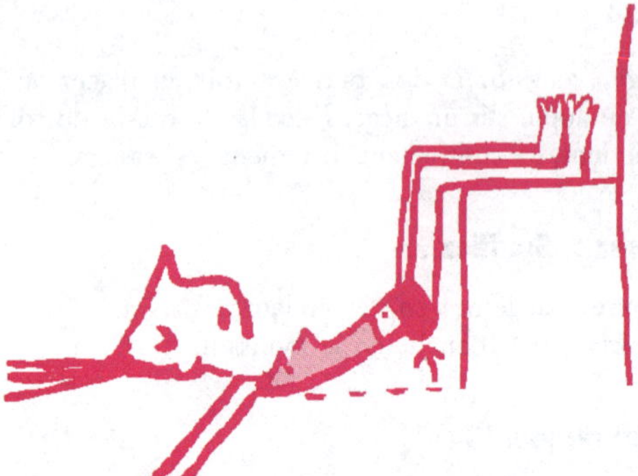

« Je parie que vous êtes brésilienne »

Exercice 4
Élévations de la jambe supérieure (★★☆)

Vous vous tenez allongée sur le côté, en appui sur un avant-bras (ou mieux : la tête entièrement en repos sur le bras placé dans le prolongement du corps). Placez les jambes à angle droit par rapport au buste et élevez la jambe supérieure à 45°. Procédez ainsi à de petits battements.

Respirez… Soufflez…

- Inspirez par le nez lentement.
- Expirez par la bouche tout aussi lentement.

Le défi du jour !

Pour les vraies paresseuses : 2 séries de 15 battements de chaque jambe. Décontractez-vous 8 secondes entre chaque série.

Pour les plus courageuses : 2 séries de 15 battements de chaque jambe en maintenant la jambe inactive à 10 cm du sol. Décontractez-vous 5 secondes entre chaque série (★★☆).

Ce que cela m'apporte aujourd'hui (pour frimer sur la plage demain)

Voici l'une des techniques de base pour muscler rapidement les fessiers tout en assurant un maximum de confort pour le dos.

Trucs de paresseuses

- 5 minutes suffisent pour ne plus pouvoir se relever ! Testé et approuvé !
- Vous manquez d'équilibre ? C'est sûrement parce que vos avant-bras ne sont pas en appui sur le sol !

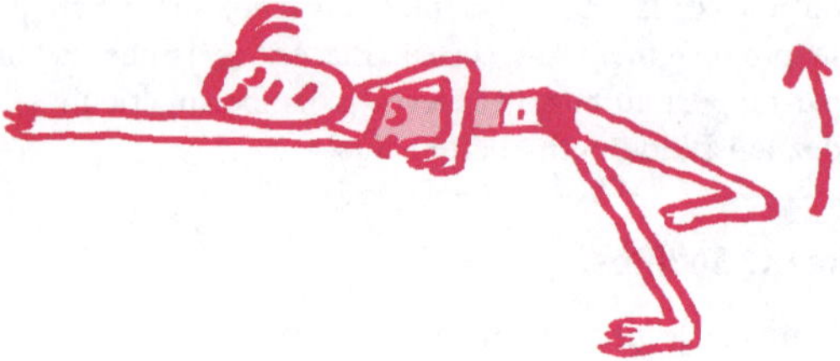

Si vous souhaitez pouvoir marcher le lendemain...

Exercice 5
Ramenés de la jambe tendue vers soi (★★☆)

Allongez-vous sur un côté et repliez la jambe en contact avec le sol. Ramenez avec les mains la jambe supérieure tendue vers le buste. Maintenez cette posture pendant 10 secondes.

Respirez... Soufflez...

- Inspirez par le nez très lentement.
- Expirez par la bouche tout aussi lentement.

Le défi du jour !

Pour celles qui débutent : 2 postures de chaque côté.
Pour celles qui ont l'habitude : 2 postures de chaque côté avec la jambe inférieure tendue (★★☆).

Ce que cela m'apporte aujourd'hui (pour ne pas avoir de crampes demain)
Cette posture étire l'arrière des cuisses.

Trucs de paresseuses

• Décontractez-vous une dizaine de secondes entre chaque posture. Ce n'est pas parce que c'est du stretching qu'il faut le prendre à la légère !

• Il n'est pas recommandé d'arrondir le dos. Mieux vaut aller plus lentement, mais sûrement.

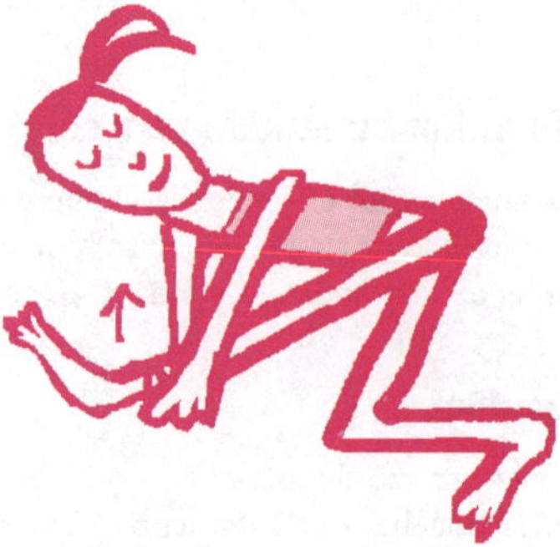

Le conseil du jour… pour choisir un coach sans se ruiner

Toutes vos amies ont leur coach, et pas vous. Vous vous dites subitement que vous êtes victime d'une injustice. Pressée d'y remédier, vous décidez de partir à la recherche d'un coach. C'est bien... mais où dénicher la perle rare ? Nous allons vous aider.

Parlons tarifs

1 heure de prestation, trajet compris, varie entre 50 et 60 € (prix en 2008). Le tarif peut augmenter si le temps de transport excède 2 heures, si la prestation sort du contexte classique ou si elle dure plus de 1 heure. Certains coachs profitent de leur notoriété pour demander 150 € de l'heure : c'est tout à fait injustifié.

Une manière simple de répartir les coûts

Si vous ne voulez pas payer trop cher les services d'un coach tout en bénéficiant d'une prestation de bonne qualité, c'est très simple : prenez 5 amies avec lesquelles vous vous entendez bien et décidez ensemble d'un créneau horaire où chacune est libre : par exemple, le vendredi entre 19 h et 20 h – ainsi, vous pouvez sortir après –, le samedi matin ou le dimanche matin – pas avant 11 h 30 bien sûr... Il vous en coûtera en moyenne 8 € environ par séance, soit 32 € par mois, à raison d'une séance hebdomadaire de 1 heure. C'est moins cher que de s'inscrire dans un club et c'est plus sympa.

Les avantages de cette solution sont triples

1. Vous retrouvez vos meilleures amies toutes les semaines : les cours de gym permettent de ne pas se perdre de vue.
2. Si les cours ont lieu chez vous, vous n'avez pas de transport : à vous les charentaises et le pyjama en pilou-pilou enfilé 5 minutes après le cours de gym.
3. Les prestations d'un cours semi-particulier n'ont rien à voir avec celles d'un cours collectif. La qualité de la correction des gestes est permanente : le coach est bien à votre écoute.

Repoussez vos limites... sans trop forcer non plus !

Exercice 1
Élévations des jambes tendues à la verticale (★★☆)

Allongée sur le dos, tenez fermement le dessous d'un canapé ou d'un lit. Élevez les jambes serrées à la verticale et soulevez-les en prenant le moins d'élan possible. Votre ventre est bien contracté pendant toute la durée de l'exercice.

Respirez... Soufflez...

- Inspirez par le nez en redescendant les jambes.
- Expirez par la bouche en les élevant.

Le défi du jour !

Pour les vraies paresseuses : 2 séries de 8 élévations.
Pour les plus courageuses : 2 séries de 12 élévations (★★☆).

Ce que cela m'apporte aujourd'hui (pour frimer sur la plage demain)

Cet exercice raffermit assez rapidement le ventre. Il est vivement conseillé après l'accouchement.

Trucs de paresseuses

- Gardez vos jambes bien serrées.
- Si vous ne parvenez pas à garder vos jambes tout à fait verticales, mieux vaut les fléchir que de les diriger vers la tête.

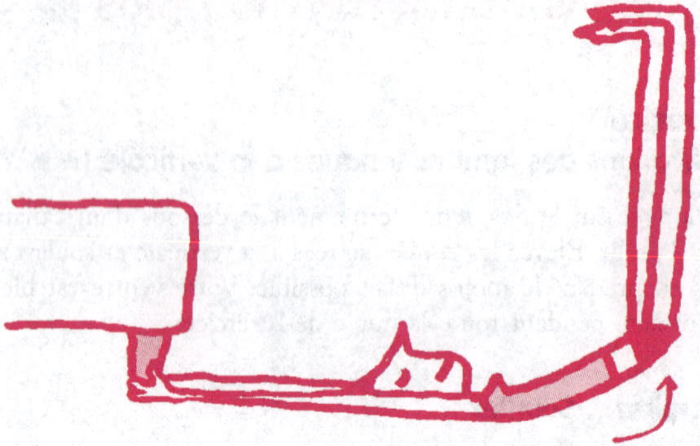

Plutôt Grace Kelly ou Graisse Killer ?

Exercice 2
Ramenés des jambes semi-fléchies à droite, au centre, puis à gauche (★★☆)

Vous êtes toujours allongée, jambes à la verticale et bras en croix – on ne vous a pas gâtée aujourd'hui ! Ramenez les jambes vers l'épaule droite, au centre et vers l'épaule gauche, en alternance.

Respirez… Soufflez…

- Inspirez par le nez en éloignant vos jambes.
- Expirez par la bouche en ramenant vos jambes vers vous.

Le défi du jour !

Pour les vraies paresseuses : 18 ramenés de jambes vers vous, à votre rythme.

Pour les plus courageuses : 27 ramenés de jambes vers vous sur un rythme assez lent, en contrôlant bien les mouvements (★★★).

Ce que cela m'apporte aujourd'hui (pour frimer sur la plage demain)

Cet exercice raffermit l'ensemble de la masse abdominale de face et des côtés. Autant ne pas faire les choses à moitié !

Trucs de paresseuses

- Faites bien revenir vos jambes à la verticale à chaque fois.
- Si vous n'êtes pas paresseuse, mais pire que cela, épargnez-vous les mouvements à gauche et à droite. Contentez-vous de ramener les jambes vers vous en les fléchissant un peu. Vous, alors, vous n'en ratez pas une !

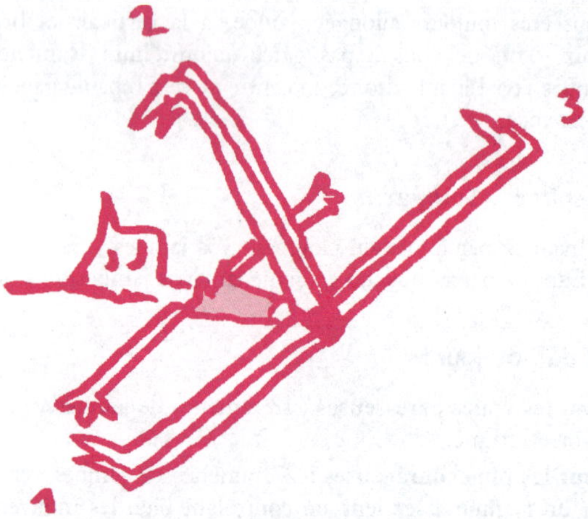

Fini les fesses flasques !

Exercice 3
Élévations latérales de la jambe tendue puis fléchie en alternance (★★☆)

Placez-vous à genoux et basculez le corps sur un des côtés. Tendez la jambe opposée à la main d'appui. Vous allez devoir réaliser à votre rythme des élévations avec la jambe d'action fléchie et des élévations avec la même jambe, mais tendue.

Respirez… Soufflez…

- Inspirez par le nez lentement.
- Expirez par la bouche tout aussi lentement.

Le défi du jour !

Pour les vraies paresseuses : 2 séries de 15 élévations tendues puis fléchies pour chaque jambe.
Pour les plus courageuses : 2 séries de 30 élévations tendues puis fléchies pour chaque jambe (★★★).
Pour les plus zélées : 10 battements de la jambe tendue puis fléchie sur un rythme très lent, puis 10 battements sur un rythme très rapide, et à nouveau 10 battements sur un rythme très lent. Enchaînez la même série avec l'autre jambe (★★★).

Ce que cela m'apporte aujourd'hui (pour frimer sur la plage demain)

Il s'agit là d'un exercice complet permettant de raffermir l'ensemble de la région fessière.

Trucs de paresseuses

- Gardez la cuisse d'appui bien perpendiculaire au sol.
- Reposer le pied au sol à chaque fois n'exercera plus de façon aussi efficace les muscles des fessiers. Mieux vaut donc s'arrêter le temps nécessaire que de continuer ainsi l'exercice si vous êtes fatiguée.

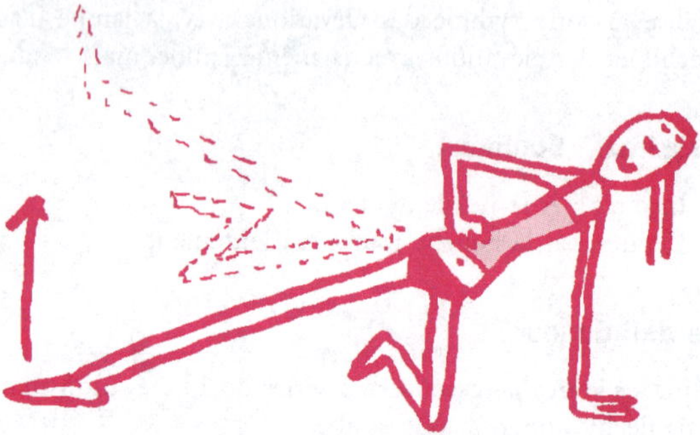

À vous les jolies fesses bien rondes !

Exercice 4
Cercles de la jambe supérieure (★★☆)

Allongée sur le côté, ramenez une jambe tendue à angle droit tandis que l'autre – celle qui est dans le prolongement du corps – fait des cercles de moyenne amplitude.

Respirez… Soufflez…

- Inspirez par le nez en redescendant la jambe.
- Expirez par la bouche en la montant.

Le défi du jour !

Pour les vraies paresseuses : 1 série de 15 cercles de chaque jambe dans un sens, puis 1 série de 15 cercles dans l'autre. Décontractez-vous 12 secondes environ entre les séries.

Pour les plus courageuses : 1 série de 20 cercles de chaque jambe dans un sens, puis 1 série de 20 cercles dans l'autre. Décontractez-vous 6 secondes environ entre les séries (★★☆).

Ce que cela m'apporte aujourd'hui (pour frimer sur la plage demain)

Cet exercice raffermit essentiellement les parties basse et haute des fessiers.

Trucs de paresseuses

- Si vous êtes devenue une pro (une accro ?) des exercices pour les fessiers, portez des lests de 0,5 à 1 kilo aux chevilles, et ce, lors des 10 derniers cercles de chaque série. N'hésitez pas à le faire sous le contrôle d'un huissier de justice au cas où vos copines ne le croiraient pas (« Mouuuuuuuais, mais bien sûr ! T'as même pas encore digéré tous les amuse-bouche de la dernière soirée au Costes ! »).
- Veillez à ne pas trop tirer vers l'arrière la jambe qui est dans le prolongement du corps. Il ne doit pas y avoir de cambrure lombaire.

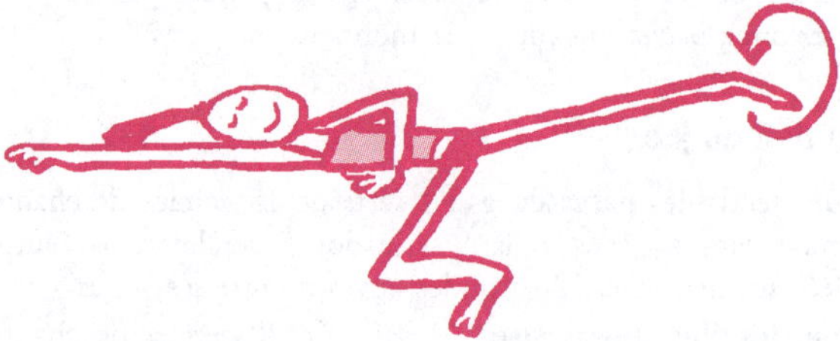

Pour que vos jambes vous emmènent encore faire du shopping !

Exercice 5
Écart latéral d'une jambe (★★☆)

Allongée sur le dos, la jambe gauche fléchie, ramenez avec la main droite la jambe droite tendue sur le côté. Maintenez l'extension maximale pendant 15 secondes. Décontractez-vous complètement pendant une dizaine de secondes avant de changer de côté.

Respirez... Soufflez...

- Inspirez par le nez lentement.
- Expirez par la bouche tout aussi lentement.

Le défi du jour !

Pour celles qui débutent : 4 postures alternées.

Pour celles qui ont l'habitude : 4 postures alternées en décollant du sol le pied de la jambe en extension durant 15 secondes (★★☆).

Ce que cela m'apporte aujourd'hui (pour ne pas avoir de crampes demain)

Des gambettes prêtes à faire la fête ou les emplettes (au choix).

Trucs de paresseuses

- Pour un meilleur confort, votre nuque peut reposer sur un coussin.
- Votre dos ne doit pas bouger lorsque vous ramenez la jambe.

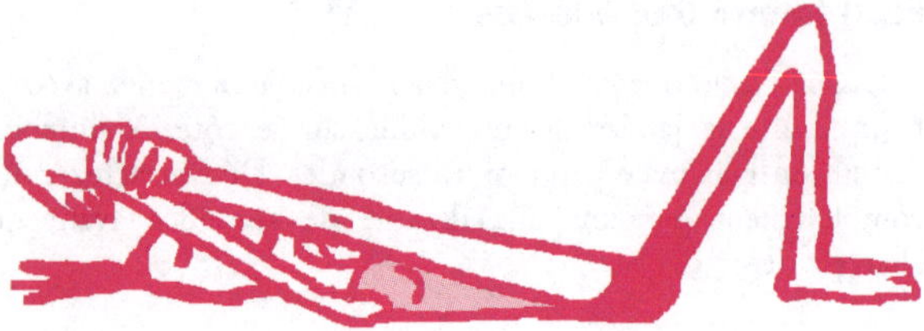

Le conseil du jour… pour trouver le coach de vos rêves

Pour un coach qui se respecte, certaines qualités et certains titres sont essentiels.

Les 6 points essentiels

1. Un diplôme

Un coach est titulaire d'un diplôme d'État : il doit être en mesure de vous montrer sa carte professionnelle délivrée par le ministère de la Jeunesse et des Sports.

2. De l'expérience

Un coach doit trouver la bonne solution à un problème spécifique. Ne vous laissez pas séduire par un coach de 20 ans au corps superbe, car il ne sera pas nécessairement meilleur qu'un homme plus discret mais aux connaissances plus approfondies.

3. La ponctualité

Pour vous comme pour lui, la ponctualité est à respecter.

4. De la constance

Il est important que ce soit toujours le même coach qui vous suive ; il se fera uniquement remplacer par l'un de ses collègues pendant ses vacances. En effet, certaines sociétés proposent des coachs à domicile, mais elles n'envoient pas toujours la même personne, et, de plus, beaucoup ne sont ni expérimentés ni diplômés : méfiance, donc !

5. La progression et la diversité

Excepté quelques exercices basiques qui vous sont indispensables, la diversité doit être la caractéristique des cours : il faut mettre en action le plus grand nombre possible de fibres musculaires et éviter à tout prix la lassitude. Ne payez pas 50 ou 60 € une séance pour avoir la même chose à chaque fois.

6. La patience, la douceur et la fermeté

Le coach idéal est un être doux et patient, qui sait rester ferme pour vous motiver, qui est pédagogue, expliquant sa méthode et les aboutissements des techniques qu'il conseille – vous êtes paresseuse mais pas idiote.

Le chocolat : uniquement en tablettes !

Exercice 1
Élévations du buste vers les pieds gauche et droit en alternance (★★☆)

Allongée sur le dos, élevez les jambes à la verticale, puis écartez-les au maximum. Pratiquez ainsi des relevés de buste vers la jambe gauche et la jambe droite en alternance.

Respirez... Soufflez...

- Inspirez par le nez en redescendant le buste.
- Expirez par la bouche en le redressant.

Le défi du jour !

Pour les vraies paresseuses : 2 séries de 20 relevés alternés. Décontractez-vous une dizaine de secondes entre les séries.

Pour les plus courageuses : 2 séries de 10 relevés alternés en restant 3 secondes immobiles sur chaque relevé (★★★).

Ce que cela m'apporte aujourd'hui (pour frimer sur la plage demain)

Cette technique est idéale pour exercer les muscles latéraux (grand et petit oblique), mais également celui de face. Elle présente aussi l'avantage de raffermir l'intérieur des cuisses.

Trucs de paresseuses

- Dur dur, et pourtant, tâchez de conserver les jambes le plus immobiles possible pendant toute la durée de l'exercice.
- Ne cherchez pas à remonter le buste en courbant la nuque : celle-ci doit absolument rester dans le prolongement du corps, même si les épaules se décollent peu du sol.

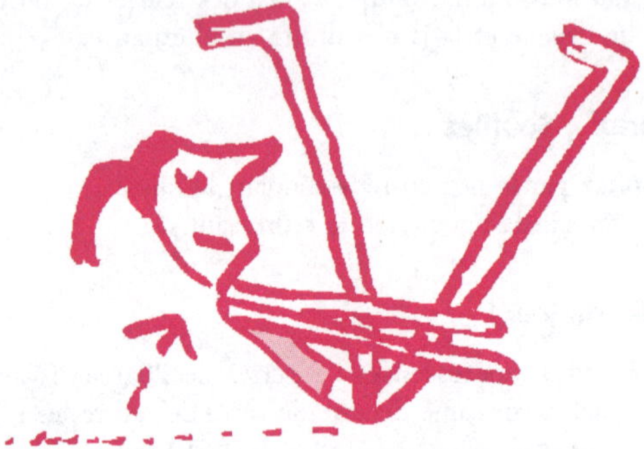

Allez, courage, bientôt la fin de la semaine !

Exercice 2
Déplacements latéraux des jambes semi-fléchies (★★☆)

Vous êtes assise sur le sol face à une chaise, les mollets posés dessus. Relevez le buste et gardez-le immobile. Votre mission, si vous l'acceptez : passer les jambes à gauche et à droite de la chaise sans les reposer dessus et en les gardant pliées. Le tout à un rythme lent et maîtrisé.

Respirez… Soufflez…

- Inspirez par le nez en descendant les jambes.
- Expirez par la bouche en les montant.

Le défi du jour !

Pour les vraies paresseuses : 2 séries de 10 déplacements latéraux des jambes.

Pour les plus courageuses : 2 séries de 20 déplacements latéraux des jambes (★★☆).

Pour les plus zélées : 2 séries de 20 déplacements latéraux des jambes en faisant un relevé de buste à chaque changement de côté (★★★).

Ce que cela m'apporte aujourd'hui (pour frimer sur la plage demain)

Mais non, ce n'est pas barbare. Cela renforce les muscles abdominaux de face et latéraux et raffermit les cuisses.

Trucs de paresseuses

- Conservez les jambes serrées et les pieds en flexion.
- Inutile de crier à la Terre entière que Dame Nature ne vous a pas dotée d'un corps de rêve et que c'est injuuuuuuste ! *Definitely !*

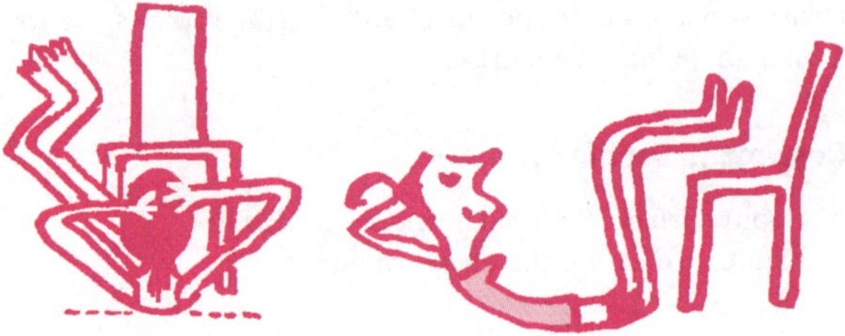

S-U-B-L-I-M… Voyelle ? Le E…

Exercice 3
Dessiner l'alphabet avec la jambe supérieure (★★☆)

Pour bien vous placer, allongez-vous sur le côté en ramenant les jambes tendues perpendiculaires au buste. Élevez la jambe supérieure de 40 cm environ et dessinez, à un rythme lent et bien maîtrisé, les lettres de l'alphabet. Évidemment, vous veillerez à ne pas reposer votre jambe à terre.

Respirez… Soufflez…

- Inspirez par le nez lentement.
- Expirez par la bouche tout aussi lentement.

Le défi du jour !

Pour les vraies paresseuses : dessinez les 13 premières lettres de l'alphabet avec chaque jambe.

Pour les plus courageuses : dessinez les 26 lettres de l'alphabet avec chaque jambe (★★★).

Ce que cela m'apporte aujourd'hui (pour frimer sur la plage demain)

Cette technique est très complète. Elle entraîne les muscles fessiers dans leur ensemble. C'est le b.a.-ba.

Trucs de paresseuses

- Tendez les jambes au maximum tandis que votre tête est décontractée sur votre bras.
- Comment ? Vous ne connaissez plus votre alphabet ? !

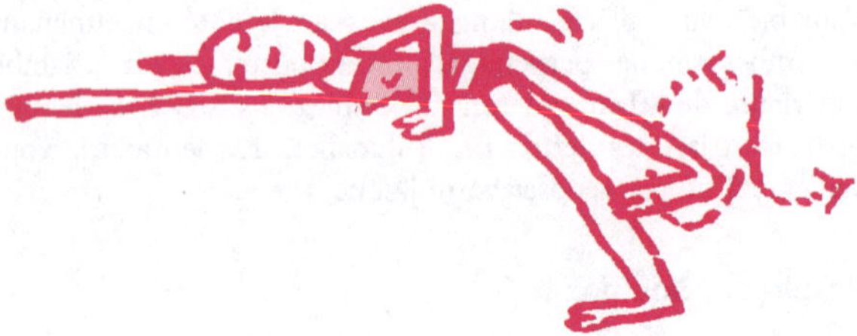

Comme un petit rat

Exercice 4
Élévations latérales de la jambe tendue (★★☆)

Debout, les mains en appui sur un meuble, faites des élévations de la jambe tendue sur le côté.

Respirez… Soufflez…

- Inspirez par le nez en ramenant la jambe.
- Expirez par la bouche en l'élevant.

Le défi du jour !

Pour les vraies paresseuses : 2 séries de 8 élévations de chaque jambe. Reposez-vous le moins possible entre les séries.
Pour les plus courageuses : 3 séries de 15 élévations de chaque jambe. Diminuez le temps de récupération entre les séries (★★☆).

Ce que cela m'apporte aujourd'hui (pour frimer sur la plage demain)
L'exercice tonifie vos fessiers et aide à l'élimination de leur couche graisseuse.

Trucs de paresseuses

- C'est trop difficile ? Fléchissez légèrement la jambe active.
- N'envoyez pas une cassette de votre exploit à votre ancienne prof de danse. Vous savez, celle qui vous traitait de mulot.

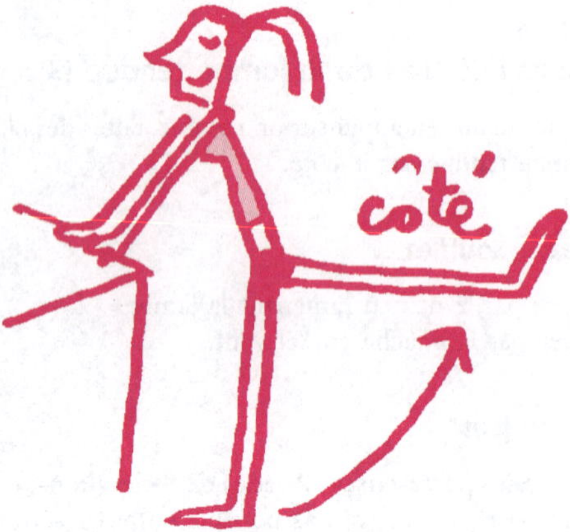

Libérez-vous des tensions

Exercice 5
Étirements du dos et des jambes (★★☆)

Vous êtes debout, une jambe complètement posée sur un support (table, commode…). Étirez vos mains sur le sol devant la jambe d'appui. Restez ainsi durant 10 secondes puis relevez le buste très lentement en fléchissant la jambe d'appui.

Respirez… Soufflez…

- Inspirez par le nez lentement.
- Expirez par la bouche pendant que vos mains touchent le sol. Expirez de nouveau, mais par le nez, en relevant le buste.

Le défi du jour !

Pour celles qui débutent : 4 postures alternées (10 secondes en extension + relevé lent du buste).

Pour celles qui ont l'habitude : même chose en entrelaçant les doigts, paumes tournées vers l'extérieur (★★☆).

Ce que cela m'apporte aujourd'hui (pour ne pas avoir de crampes demain)

Un dos parfaitement souple et des jambes bien étirées.

Trucs de paresseuses

- Votre bassin doit se trouver au plus près du support.
- N'inversez pas la position sans repos. Il est important de se décontracter une vingtaine de secondes avant chaque reprise.

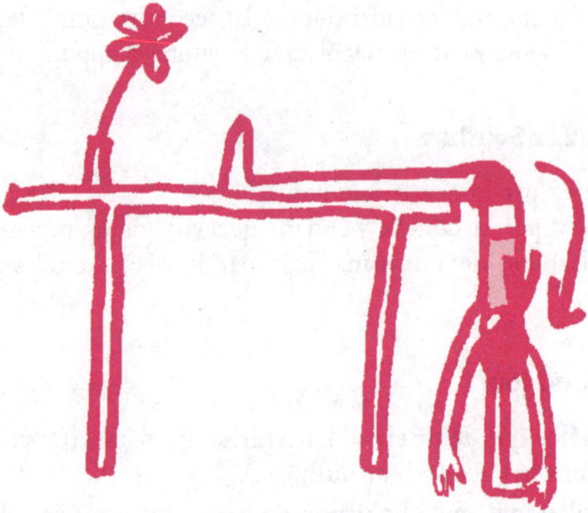

Le conseil du jour… pour brûler en dormant !

N'ayez pas peur de faire un peu de musculation.

Moi, en miss Hulk ?

Bien dosée et personnalisée, la musculation, qui est une activité physique anaérobie (absence d'oxygène), est bénéfique pour la tonicité et la silhouette.

Les points positifs de la musculation

- 1 kg de muscle prend moins de place que 1 kg de graisse.
- Les muscles dépensent de l'énergie même au repos. Lorsque l'on dort (et que l'on est un minimum musclée...), les 250 millions de fibres musculaires dépensent 17,6 calories par nuit et par kilo de muscle. Ainsi, si vous avez 10 kg de muscles, vous dépensez 352 calories par nuit pour leur entretien.

On brûle ainsi des calories en dormant… Intéressant pour une paresseuse, vous ne trouvez pas ?

- Une activité musculaire satisfaisante engendre une diminution des horribles zones adipeuses.

Et si je claque des doigts ?

Non, en claquant des doigts, il ne se passera pas grand-chose. Si Jules est bien dressé, peut-être qu'il accourra, mais ça, c'est dans vos rêves. Pour acquérir une bonne musculature, il faut s'entraîner à une allure plutôt dynamique, sur plus de 30 minutes. Un coach en salle saura vous conseiller sur les exercices qui vous correspondent le mieux et sur la meilleure manière de les pratiquer.

Attrapez vos pieds comme un bébé

Exercice 1
Touchés des pieds en alternance (★★☆)

Vous êtes tranquillement allongée sur le dos, une jambe élevée à la verticale, l'autre fléchie. Touchez chaque pied avec les mains en alternance, en tâchant de ne pas reposer la tête sur le sol à chaque fois.

Respirez… Soufflez…

- Inspirez par le nez en redescendant le buste.
- Expirez par la bouche en le redressant.

Le défi du jour !

Pour les vraies paresseuses : 10 touchés alternés avec la jambe gauche tendue, puis 10 avec la jambe droite tendue.
Pour les plus courageuses : 20 touchés alternés avec la jambe gauche tendue, puis 20 avec la jambe droite tendue (★★☆).
Pour les plus zélées : 30 touchés alternés en inversant la position des jambes à chaque fois (★★★).

Ce que cela m'apporte aujourd'hui (pour frimer sur la plage demain)

Cet exercice raffermit les régions du ventre et de l'estomac.

Trucs de paresseuses

- Savourez le début du week-end et la fin toute proche de ce programme de deuxième semaine en gardant le sourire.
- Vous pouvez reposer la tête au sol à chaque fois si vous souffrez de douleurs cervicales. Dans tous les cas, ne vous faites pas mal.

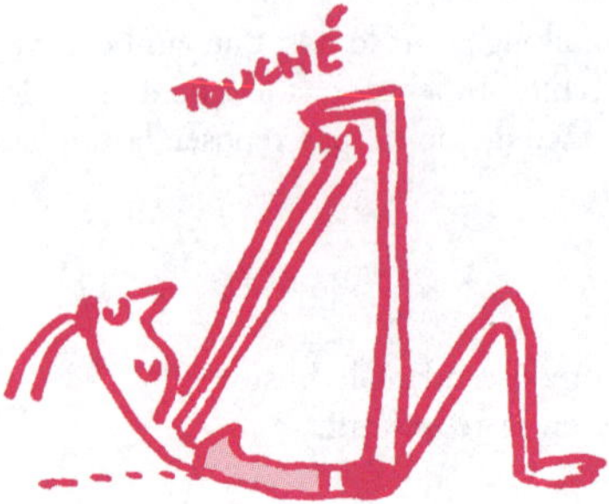

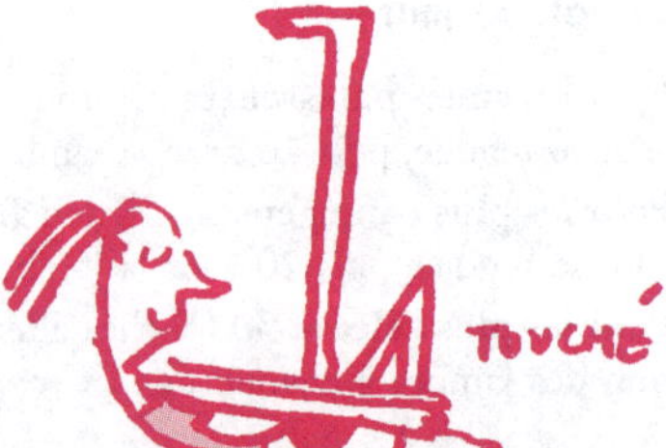

Un ventre tonique les doigts dans le nez

Exercice 2
Ramenés des jambes vers l'épaule droite et l'épaule gauche en alternance (★★☆)

Allongée sur le dos, jambes en élévation, ramenez-les en alternance vers l'épaule gauche et vers l'épaule droite sans en modifier l'écart, tout en conservant le buste relevé au maximum et le plus immobile possible, mains derrière la nuque en guise de support.

Respirez... Soufflez...

- Inspirez par le nez en ramenant les jambes à la position de départ.
- Expirez par la bouche en les ramenant vers l'épaule.

Le défi du jour !

Pour les vraies paresseuses : 2 séries de 16 ramenés de jambes. Faites une pause de 8 secondes entre les séries.

Pour les plus courageuses : 2 séries de 20 ramenés de jambes. Faites une pause de 4 secondes entre les séries (★★☆).

Ce que cela m'apporte aujourd'hui (pour frimer sur la plage demain)

Cette technique permet d'exercer les muscles latéraux (petit et grand oblique) et le muscle abdominal facial (grand droit).

Trucs de paresseuses

- Si vous avez le dos fragile, réalisez la technique avec les poings sous les fessiers et la tête au repos sur le sol.
- Veillez à ne pas avoir les jambes trop vers l'arrière, afin d'éviter toute cambrure lombaire.

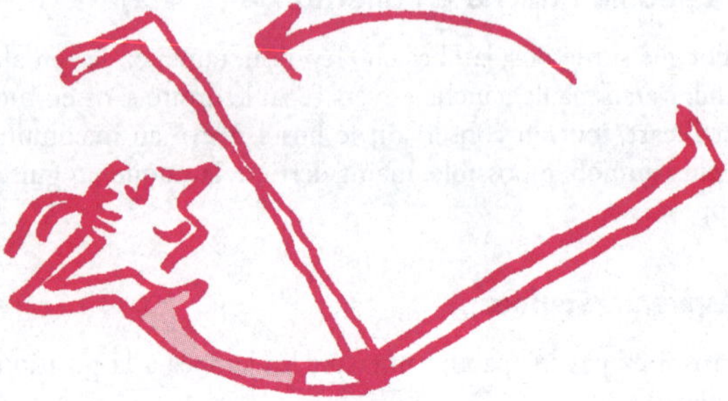

Plus haut, toujours plus haut !

Exercice 3
Élévations latérales de la jambe avec le pied dirigé vers le haut (★★☆)

À genoux, basculez sur un côté et prenez appui sur le sol avec une main. Élevez la jambe opposée à la main au sol. Faites des battements de la jambe tendue avec le pied fléchi dirigé vers le haut.

Respirez… Soufflez…

- Inspirez par le nez lorsque la jambe d'action s'abaisse.
- Expirez par la bouche lorsqu'elle s'élève.

Le défi du jour !

Pour les vraies paresseuses : 2 séries de 20 battements pour chaque jambe.

Pour les plus courageuses : 2 séries de 30 battements pour chaque jambe (★★☆).

Ce que cela m'apporte aujourd'hui (pour frimer sur la plage demain)

Cet exercice sans prétention raffermit le haut et le milieu de la région fessière, ainsi que l'intérieur des cuisses.

Trucs de paresseuses

- Gardez bien les épaules tirées vers l'arrière et la tête levée.
- Reposer le talon après chaque élévation rend l'exercice moins efficace, mais ne constitue pas une erreur.

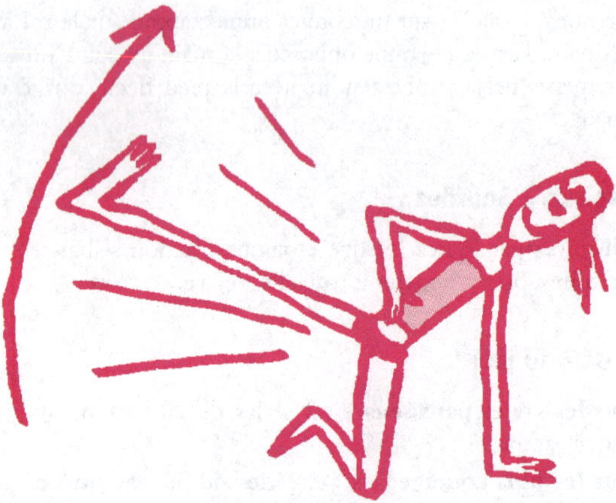

Pour me récompenser : shopping tout l'après-midi !

Exercice 4
Cercles alternés en haut et en bas de la jambe à l'arrière (★★☆)

Votre buste est penché vers l'avant et vos bras sont tendus, mains en appui sur un meuble. Fléchissez une jambe et tendez l'autre à l'arrière. Réalisez à votre rythme un cercle en haut et un cercle en bas de moyenne amplitude en gardant la jambe tendue.

Respirez... Soufflez...

- Inspirez par le nez lentement.
- Expirez par la bouche tout aussi lentement.

Le défi du jour !

Pour les vraies paresseuses : 2 séries de 12 cercles dans un sens, puis 12 cercles dans l'autre pour chaque jambe.
Pour les plus courageuses : 2 séries de 20 cercles dans un sens, puis 20 cercles dans l'autre pour chaque jambe (★★☆).

Ce que cela m'apporte aujourd'hui (pour frimer sur la plage demain)

Un raffermissement complet de la région fessière.

Trucs de paresseuses

- Réalisez les cercles à des hauteurs toujours identiques.
- Ne tendez pas la jambe d'appui. Conservez-la bien fléchie pour garder votre dos en sécurité.

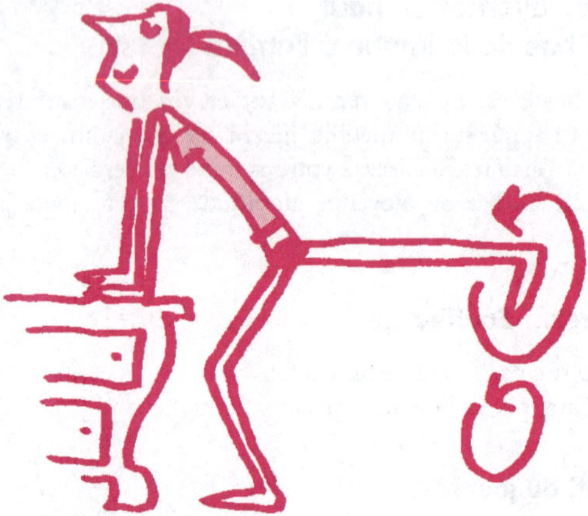

Deux semaines ? Déjà ?

Exercice 5
Flexions du buste sur une jambe (★☆☆)

Vous êtes debout, les jambes écartées et tendues. Fléchissez le buste au maximum sur une jambe et gardez la position pendant 10 secondes. Décontractez-vous et changez de côté.

Respirez… Soufflez…

- Inspirez par le nez lentement.
- Expirez par la bouche tout aussi lentement.

Le défi du jour !

Pour celles qui débutent : 2 postures de 10 secondes sur chaque jambe.
Pour celles qui ont l'habitude : 2 postures de 20 secondes sur chaque jambe avec les pieds en ouverture (★☆☆).

Ce que cela m'apporte aujourd'hui (pour ne pas avoir de crampes demain)
Ces postures assouplissent parfaitement la région lombaire, la taille et l'arrière des jambes.

Trucs de paresseuses

- Ramenez le ventre et la poitrine sur le tibia, mais ne cherchez pas à mettre le front sur la jambe.
- Surtout, ne vous relevez que très lentement. En vous pressant, vous risquez de vous faire mal.

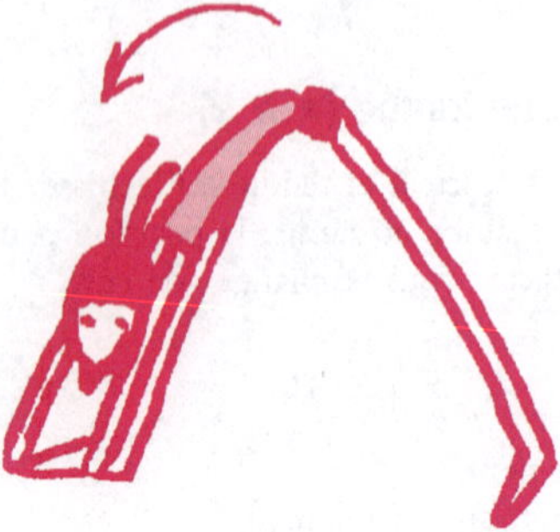

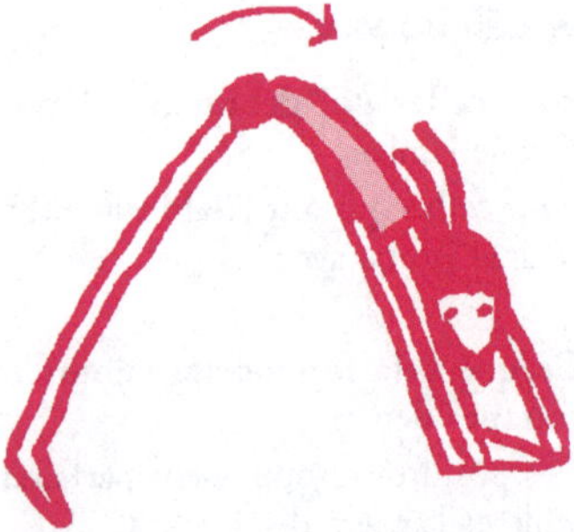

Le conseil du jour… pour un dos solide

Si vous souffrez de maux de dos, voici quatre techniques de base, choisies tout spécialement pour vous, en attendant d'avoir un ventre en béton.

Technique n° 1 : debout, les jambes semi-fléchies et écartées, le buste fléchi vers l'avant et une main sur chaque cuisse, arrondissez le dos pendant 6 secondes, en expirant par la bouche, puis revenez dos plat, en inspirant par le nez. À répéter 3 fois au moins.

Technique n° 2 : debout, les jambes tendues et légèrement écartées, les pieds parallèles, laissez aller votre buste vers l'avant pendant 8 secondes, en respirant doucement. Si vous le pouvez, placez vos paumes sur le sol. Relevez-vous, les jambes semi-fléchies, en déroulant votre dos vertèbre par vertèbre. À répéter 3 fois au moins.

Technique n° 3 : assise, le dos bien droit, les jambes écartées, les bras au-dessus de la tête, les doigts entrelacés et les paumes tournées vers le haut, étirez au maximum les bras vers le haut, les épaules hautes pendant 8 secondes, en respirant lentement. À répéter 3 fois au moins.

Technique n° 4 : debout, face à une commode, par exemple, en fléchissant le buste vers l'avant, les bras tendus devant vous, les mains en appui sur la commode et les jambes tendues, étirez le bassin au maximum vers l'arrière pendant 10 secondes, en respirant lentement. À répéter 2 fois au moins.

10 façons de vous prendre en main

1. Trouvez le bon moment

Il va vous falloir trouver un moment dans la journée pour caser votre entraînement quotidien. Préférez le matin ou le soir avant de vous coucher, mais jamais à la va-vite, entre deux impératifs.

2. Ne craignez rien

Si vous êtes sujette aux crampes ou aux courbatures pendant des jours et des jours après avoir levé ne serait-ce qu'un petit doigt, rassurez-vous : les exercices de stretching sont là pour vous aider.

3. Renseignez-vous !

Les exercices d'abdo-fessiers que nous vous proposons ne feront pas de vous une culturiste. Si vous voulez vous affiner et vous tonifier dans le même temps, vous avez fait le bon choix.

4. Persévérez

Les premiers temps vous sembleront bien difficiles. Tout est question de motivation et de persévérance. Après tout, il faut bien que vous payiez aujourd'hui vos petits écarts de la veille !

5. Restez vous-même !

Ce guide n'est pas fait pour vous transformer en une super-sportive. Il est là pour vous accompagner à travers une démarche simple et efficace.

6. Souriez !

Eh oui, rappelez-vous que les exercices sont à faire sur 6 jours seulement, car le dimanche, c'est *total relax* !

7. Soyez fière

Les autres ne pourront plus dire que vous êtes une paresseuse finie : ce que vous venez déjà d'accomplir prouve le contraire !

8. Ne mettez pas la charrue avant les bœufs

Mais non, vous n'êtes pas un bœuf, ce n'est pas ce que l'on voulait dire ! Simplement, pensez bien à suivre l'entraînement tel qu'il vous est présenté, et veillez à faire des mouvements lents et bien pensés. La progression doit se faire lentement, mais sûrement, même si vous vous sentez pousser des ailes.

9. Installez-vous confortablement

Selon l'exercice et en cas d'inconfort dorsal, placez un petit coussin moelleux sous la tête ou sous les fesses.

10. Surprenez-vous !

Vous aimez cela, après tout…

5

Comment mettre K.O. la paresseuse qui est en vous avec le programme de la 3e semaine

« Au secours ! à l'aide ! J'ai trop mal ! Pitié ! »

Dites, vous n'auriez pas tendance à exagérer un peu ? Au lieu de râler, soyez fière de vous, puisque vous atteignez enfin le niveau 3. La progression que vous venez de faire est spectaculaire, mais somme toute logique. Certes, les résultats ne sont pas encore tout à fait visibles, mais vos muscles commencent à mieux répondre aux sollicitations physiques. Vous commencez à sentir votre corps plus délié et à vous sentir plus en forme. Bravo !

Après l'effort : les résultats

N'oubliez jamais que ce programme de trois semaines vous donne les moyens de vous sentir réellement en forme et qu'il est le fruit d'une longue expérience dans le domaine sportif.

Si vous pratiquez avec assiduité les exercices présentés dans cet ouvrage, vous vous assurerez une vitalité certaine et un confort moral parce que vous vous occuperez de vous… sans oublier l'embellissement de votre silhouette ! Des questions ?

« J'ai achevé le programme de la 2e semaine il y a de cela… 1 mois ! C'est grave, docteur ? »

Grave, non ! Malheureux, probablement. En effet, la période d'arrêt maximale pour ne pas trop perdre les bénéfices de l'entraînement est de 15 jours. Eh oui ! 15 jours ! Au-delà, la remise en activité devient plus difficile. Notez que plus on est entraînée, moins il est difficile de se réadapter à l'effort. Mais puisque « effort » et « paresseuse » semblaient jusqu'alors inconciliables, on ne vous en tiendra pas rigueur. Après tout, mieux vaut s'arrêter 1 mois et reprendre qu'abandonner à tout jamais !

« Après ces 3 semaines, j'ai bien mérité de buller un peu, non ? »

Ah non ! Maintenant que vous avez pris le pli, il est important de persévérer. Même si le résultat varie d'une personne à l'autre, il dépend essentiellement de l'assiduité et de l'application que l'on met à réaliser les séances. Aussi, 2 à 3 mois semblent raisonnables pour constater une amélioration durable. à vous de vous construire le programme qui vous convient le mieux.

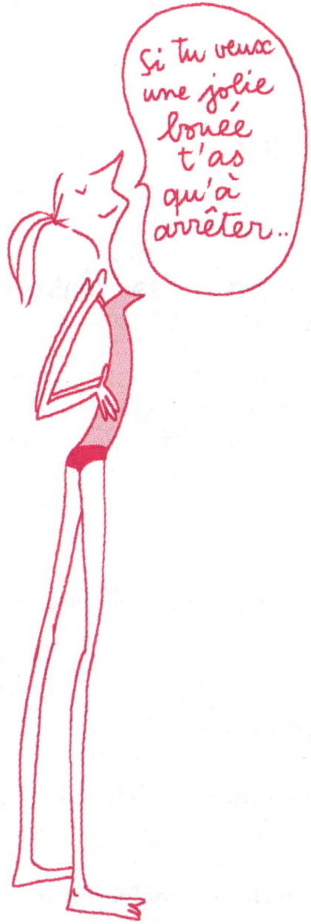
Si tu veux une jolie bouée t'as qu'à arrêter...

La bidoche, c'est moche

Exercice 1
Élévations d'une jambe avec contraction des abdominaux (★★☆)

Asseyez-vous, dos contre le mur et bras tendus à la verticale. Tendez et serrez les jambes devant vous. Élevez une jambe tendue en contractant le ventre le plus possible à votre rythme.

Respirez… Soufflez…

- Inspirez par le nez lentement.
- Expirez par la bouche tout aussi lentement.

Le défi du jour !

Pour les vraies paresseuses : 2 séries de 12 élévations pour chaque jambe.

Pour les plus courageuses : 2 séries de 20 élévations pour chaque jambe (★★☆).

Ce que cela m'apporte aujourd'hui (pour frimer sur la plage demain)

Cet exercice fait d'une pierre deux coups, puisqu'il raffermit le ventre et les cuisses. Top !

Trucs de paresseuses

- Pour varier les plaisirs, vous pouvez parfaitement alterner petite et grande élévation.
- Vous ne ressentez les effets de l'exercice que dans les cuisses ? C'est normal au tout début, mais plus tout à fait vrai par la suite. Si vous voyez ce que l'on veut dire…

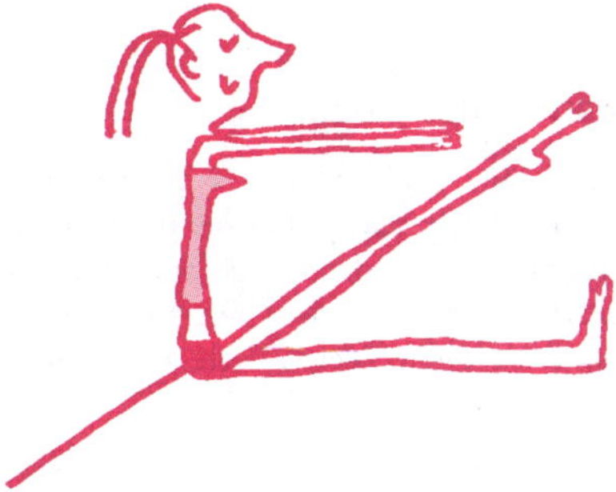

Mon petit ventre : un vieux souvenir !

Exercice 2
Touchés alternés des pieds (★★★)

Sur le dos, levez une jambe tendue à la verticale et repliez l'autre. Dans un premier temps, touchez le pied de la jambe tendue avec les mains, puis, dans un second temps, celui de la jambe fléchie. Et comme on est très, très gentil, on vous épargne le fait de devoir reposer le buste au sol entre ces deux mouvements.

Respirez... Soufflez...

- Inspirez par le nez lors du changement de touchés du pied.
- Expirez par la bouche en touchant chaque pied.

Le défi du jour !

Pour les vraies paresseuses : 2 séries de 12 touchés alternés des pieds.

Pour les plus courageuses : 2 séries de 20 touchés alternés des pieds (★★★).

Ce que cela m'apporte aujourd'hui (pour frimer sur la plage demain)

Un ventre bien ferme de face et des fibres musculaires parfaitement exercées. Votre été s'annonce carrément jet-set.

Trucs de paresseuses

- Travaillez à un rythme dynamique : c'est important.
- Un peu honteuse et empotée, vous vous dites que vous ne parviendrez jamais à atteindre la pointe de vos pieds. Pas de panique : arrêtez-vous au mollet.

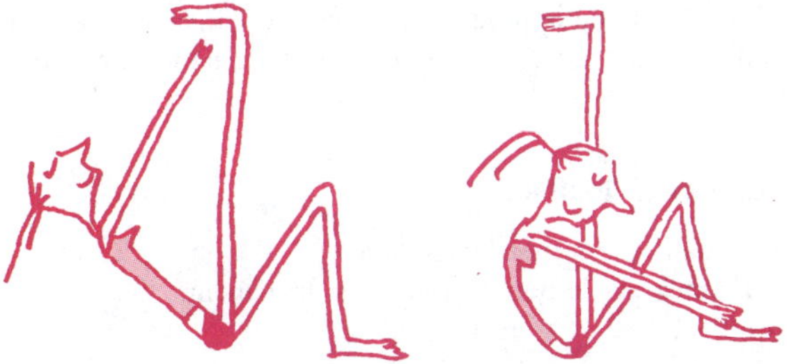

Rejoignez le MAFM (Mouvement anti-fesses molles)

Exercice 3
Cercles de la jambe tendue (★★★)

À genoux, basculez sur un côté en prenant appui sur la main. Élevez la jambe opposée à cette main et effectuez bien tranquillement, à votre rythme, des cercles de moyenne amplitude.

Respirez... Soufflez...

- Inspirez par le nez lentement.
- Expirez par la bouche tout aussi lentement.

Le défi du jour !

Pour les vraies paresseuses : 10 cercles dans un sens et 10 cercles dans l'autre pour chaque jambe.

Pour les plus courageuses : 20 cercles dans un sens et 20 cercles dans l'autre pour chaque jambe (★★★).

Ce que cela m'apporte aujourd'hui (pour frimer sur la plage demain)

En raffermissant le haut et le milieu de la région fessière, cet exercice va vous doter d'un popotin absolument divin. Vos cuisses aussi sont à la fête.

Trucs de paresseuses

- Vous veillerez à ce que la main d'appui et le genou au sol soient sur la même ligne.
- Ne vous appuyez pas sur le sol avec vos deux mains, car cela a tendance à occasionner une cambrure lombaire et une légère torsion du dos non souhaitées.

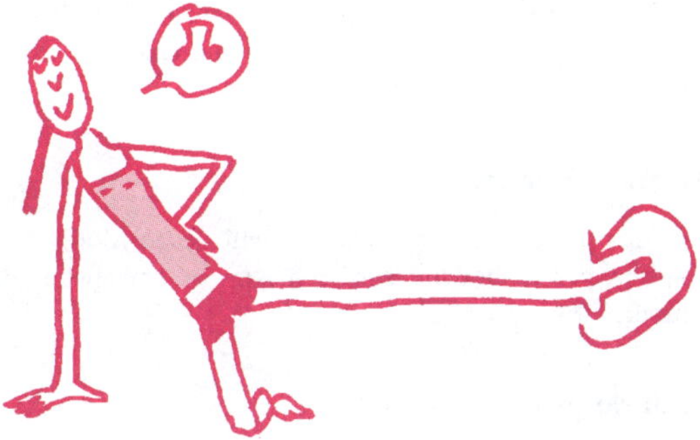

Ce petit string est bien trop grand pour moi

Exercice 4
Flexion du genou vers la poitrine et extension de la jambe à l'arrière (★★☆)

Vous êtes allongée sur le côté :

1. fléchissez la jambe le plus près possible de la poitrine ;

2. élevez la jambe à l'arrière en la maintenant 5 secondes immobile.

Respirez... Soufflez...

- Inspirez par le nez sur le changement de position.
- Expirez par la bouche sur la flexion et l'extension de la jambe.

Le défi du jour !

Pour les vraies paresseuses : 2 séries de 15 enchaînements (1 enchaînement = 1 flexion + 1 extension de la jambe). Décontractez-vous bien durant 10 secondes entre les séries.

Pour les plus courageuses : 1 série de 10 enchaînements à un rythme rapide et 1 série de 10 enchaînements à un rythme lent, soit 2 séries pour chaque jambe. De quoi rester au sol un petit moment après l'exercice – prévoyez de quoi vous nourrir ainsi que 1 ou 2 bons DVD (★★★) !

Ce que cela m'apporte aujourd'hui (pour frimer sur la plage demain)

Les fesses de Gisele Bündchen vont être vertes de jalousie !

Trucs de paresseuses

- Maintenez la jambe tendue le plus haut possible.
- Ne posez pas le pied sur le sol lors de la flexion de la jambe.

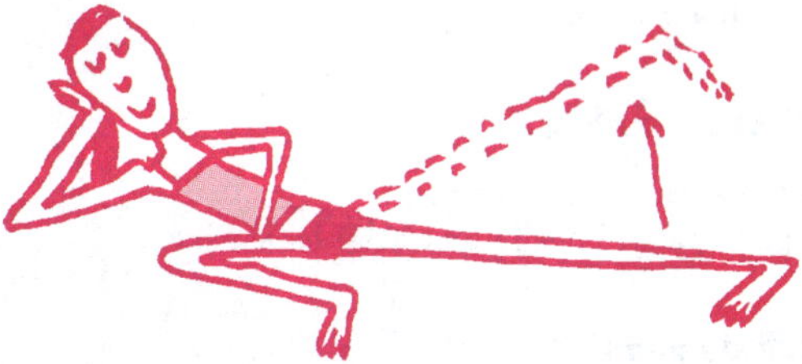

Relax now !

Exercice 5
Étirements latéraux du dos (★☆☆)

Allongée sur le dos, faites passer vos jambes fléchies sur un côté – les genoux doivent être le plus haut possible sur le buste – en maintenant la posture durant 12 secondes avant de changer lentement de côté.

Respirez... Soufflez...

- Inspirez par le nez lentement.
- Expirez par la bouche tout aussi lentement.

Le défi du jour !

Pour celles qui débutent : 4 postures alternées.

Pour celles qui ont l'habitude : 4 postures alternées en étirant cette fois-ci les bras le plus possible dans le prolongement du corps ; les doigts sont entrelacés, les paumes dirigées vers l'extérieur (★☆☆).

Ce que cela m'apporte aujourd'hui (pour ne pas avoir de crampes demain)

Cette technique, idéale le soir avant de se coucher, est l'une de celles qui détendent le mieux le bas du dos et qui étirent le plus les muscles latéraux.

Trucs de paresseuses

- Le dos est droit et bien au sol, tout comme la tête, tandis que les bras sont tendus en croix, paumes au sol (valable pour le défi des débutantes).
- Mollo, mollo sur le tempo !

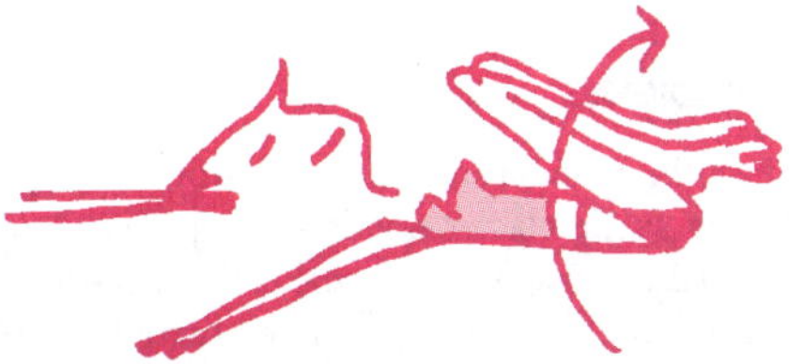

Le conseil du jour… pour ne plus avoir honte de piquer un somme au boulot

Phase de récupération intense, le sommeil est indispensable à l'équilibre. Au fil des ans, le besoin de faire une sieste se fait ressentir. Aussi est-il recommandé de ne pas se priver de ce moment privilégié.

Fini les complexes

Vous allez enfin pouvoir rétorquer à votre boss qui vous a surprise la tête sur le clavier que la sieste permet une récupération musculaire ainsi qu'une accalmie des tensions d'ordre psychologique. Elle est excellente pour l'activité cérébrale (à apprendre par cœur et à ressortir en gardant son sérieux). Vous êtes inimitable !

Ni trop, ni trop peu

La sieste dure en moyenne de 20 à 30 minutes pour les sujets jeunes et n'atteint pas le stade de sommeil trop profond, qui engendre parfois un manque de vigilance dans l'heure qui suit. Il convient de ne pas trop dormir la journée, afin de pouvoir s'endormir normalement la nuit venue. Il faut à peu près une dizaine de minutes après 60 ans pour une sieste en milieu de journée, alors que plus de 20 minutes sont parfois nécessaires pour une personne de moins de 30 ans.

Et la nuit ?

Des chercheurs américains ont mis récemment en évidence le fait que le pourcentage des personnes qui dorment moins de 4 heures par nuit était dix fois plus élevé que celui des personnes qui dorment 7 ou 8 heures. Quant à ceux qui dorment beaucoup (10 heures et plus), leur taux de mortalité est dix fois supérieur à celui de ceux qui dorment 8 heures. Qu'en conclure ? (Mais non, ne tremblez pas !) Tout simplement qu'il faut dormir par exemple 7 heures ou 7 heures 30 et s'octroyer une petite sieste dans la journée, pour vivre en forme le plus longtemps possible.

Info

D'après les derniers sondages, la majorité de la population adulte dort entre 6 heures et demie et 7 heures et demie par jour – seuls 20 % dorment moins de 6 heures et 10 % dorment plus de 9 heures par nuit.

Plus que quelques jours !

Exercice 1
Touché de la hanche avec la main en redressant le buste (★★☆)

Allongée sur le côté, jambes repliées, redressez le buste latéralement à votre rythme. Reposez la tête après chaque élévation.

Respirez… Soufflez…

- Inspirez par le nez en redescendant le buste.
- Expirez par la bouche en le remontant.

Le défi du jour !

Pour les vraies paresseuses : 12 élévations du buste de chaque côté en vous reposant 10 secondes entre les séries.

Pour les plus courageuses : même chose, en maintenant chaque relevé latéral durant 5 secondes (★★☆).

Pour les plus zélées : gardez la jambe supérieure tendue, en plus de tout ce qui a été dit précédemment (★★★). Mais, au fait, qu'est-il advenu à la paresseuse que vous étiez ?

Ce que cela m'apporte aujourd'hui (pour frimer sur la plage demain)

Vous allez, grâce à cette technique efficace, vous tailler de magnifiques obliques. De quoi faire la potiche sur tous les plateaux de télé-achat si le cœur vous en dit… !

Trucs de paresseuses

- L'un de vos bras est replié sous la tête, l'autre sur la taille.
- N'oubliez pas que toute paresseuse qui se respecte a le droit de trouver le défi du jour irréalisable, impossible, grotesque, utopique… sans avoir honte.

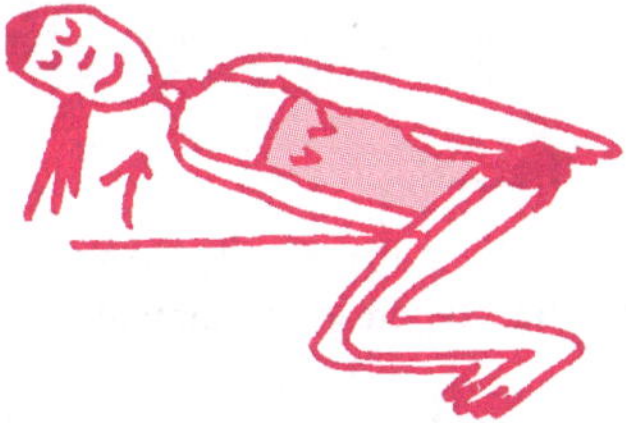

J'me reconnais plus !

Exercice 2
Balancés des jambes à droite et à gauche (★★★)

Sur le dos, élevez les jambes tendues et serrées à la verticale. Nouez les doigts derrière la nuque en relevant le buste et en le maintenant immobile. Le but du jeu va être de balancer les jambes serrées de droite à gauche et de gauche à droite, à un rythme constant.

Respirez... Soufflez...

- Inspirez par le nez en abaissant les jambes.
- Expirez par la bouche en les remontant à la verticale.

Le défi du jour !

Pour les vraies paresseuses : 2 séries de 12 balancés alternés.
Pour les plus courageuses : 2 séries de 20 balancés alternés (★★★).

Ce que cela m'apporte aujourd'hui (pour frimer sur la plage demain)

Parfait pour tonifier la taille, cet exercice est également ce qu'il vous faut si vous souhaitez le meilleur pour vos muscles obliques et, dans une moindre mesure, pour vos muscles abdominaux de face.

Trucs de paresseuses

- Les jambes doivent être perpendiculaires au sol et toujours bien tendues pour que cela soit efficace.
- On n'oublie pas de bien rentrer le ventre !

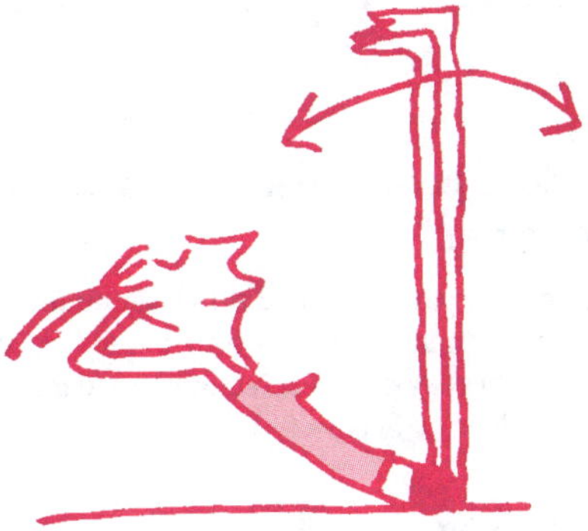

Après ça, je me fais le pot de Nutella®

Exercice 3
Passages de la position debout à la position à genoux (★★★)

Debout, placez vos paumes sur le sol et agenouillez-vous sans bouger les mains du sol. Vos bras sont tendus et écartés, tandis que vos jambes sont serrées et tendues dans un premier temps, puis tendues et fléchies.

Respirez… Soufflez…

- Inspirez par le nez en remontant.
- Expirez par la bouche en descendant.

Le défi du jour !

Pour les vraies paresseuses : 2 séries de 10 passages. Décontractez-vous 8 secondes entre chaque série. Travaillez à votre rythme.

Pour les plus courageuses : 2 séries de 15 passages. Décontractez-vous 5 secondes entre chaque série. Travaillez à un rythme lent durant les 5 premiers relevés, à un rythme moyen les 5 suivants, et à un rythme lent les 5 derniers (★★★).

Ce que cela m'apporte aujourd'hui (pour frimer sur la plage demain)

En plus de rendre vos fesses et vos cuisses fermes à souhait, cette technique présente l'avantage de mettre en action l'appareil cardio-pulmonaire… Non, cela ne signifie pas que vous allez passer d'un bonnet C à un bonnet D !

Trucs de paresseuses

- Votre tête est dirigée vers le bas (et non pas vers le frigo), dans le prolongement du dos.
- Veillez à n'arrondir le dos à aucun moment.

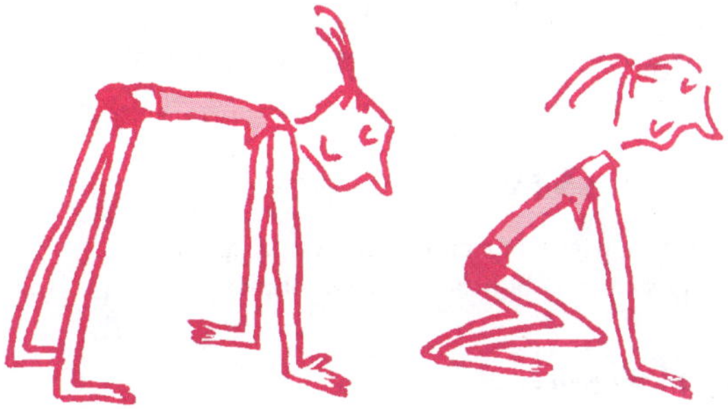

Bon, d'accord ! Plutôt les courgettes vapeur !

Exercice 4
Élévations de la jambe en avant (★★★)

De nouveau à genoux – désolée pour la petite jupe que vous vouliez porter à l'occasion du mariage de votre copine Babette –, basculez sur un côté en prenant appui sur le sol avec la main. Tendez la jambe opposée et faites des élévations vers l'avant.

Respirez... Soufflez...

- Inspirez par le nez en descendant la jambe.
- Expirez par la bouche en la remontant.

Le défi du jour !

Pour les vraies paresseuses : 2 séries de 8 élévations pour chaque jambe.
Pour les plus courageuses : 2 séries de 15 élévations pour chaque jambe (★★★).

Ce que cela m'apporte aujourd'hui (pour frimer sur la plage demain)

Cet exercice est un *must* puisqu'il raffermit le bas des fessiers, les muscles abdominaux de face, ainsi que les cuisses. Que demander de plus ?

Trucs de paresseuses

- Ne soyez pas étonnée de ressentir les effets d'abord sur la cuisse plutôt que sur les fessiers.
- Mal au dos ? N'hésitez pas à mettre un coussin sous vos genoux.

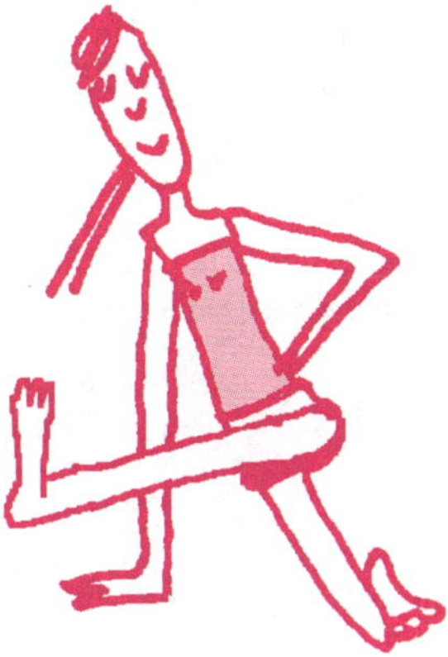

Zen, zen, zen

Exercice 5
Extensions des bras (★☆☆)

Après tous ces efforts, vous êtes allongée sur le dos et vous vous demandez ce qui vous arrive ! Restez ainsi en repliant vos jambes légèrement écartées. Étirez les bras dans le prolongement du corps pendant 6 secondes. Relâchez ensuite complètement votre corps pendant 8 secondes environ.

Respirez... Soufflez...

- Inspirez par le nez pendant la phase de relâchement.
- Expirez par la bouche sur l'extension.

Le défi du jour !

Pour toutes : 3 extensions.

Ce que cela m'apporte aujourd'hui (pour ne pas avoir de crampes demain)
Ce petit exercice du mardi vous procure un étirement vertébral très bénéfique, d'autant qu'il n'est pas rare de répéter chaque jour de mauvaises positions très néfastes pour le dos.

Trucs de paresseuses

- Travaillez sur un sol dur, une moquette épaisse ou un tapis de gym.
- N'éloignez pas les genoux du corps pendant l'extension.

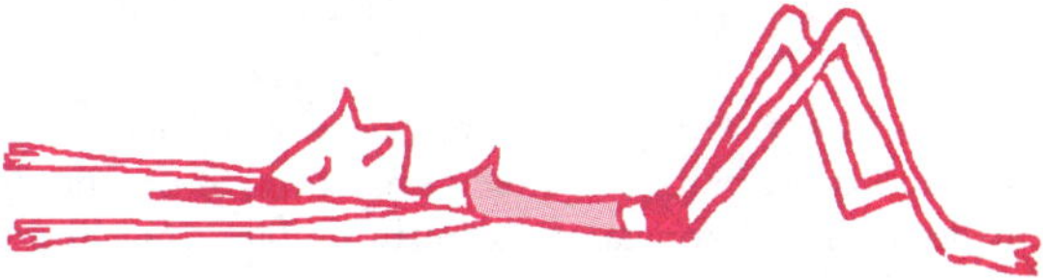

Le conseil du jour… pour ne plus avoir peur du sport

Il n'est jamais trop tard pour commencer une activité sportive, à condition de la pratiquer intelligemment avec un encadrement de qualité. Il convient également de bien connaître ses contre-indications personnelles.

Les bienfaits du sport (pour achever de vous convaincre)

Une activité physique bien menée est bénéfique pour les tendons, les os, les muscles, les articulations, les ligaments, mais aussi, elle :

- assouplit et tonifie le corps ;
- améliore les capacités physiques aérobies (faculté de continuer à produire un effort en état de fatigue en présence d'oxygène) ;
- fait dépenser des calories ;
- améliore la coordination ;
- entretient les réflexes (j'ouvre le portefeuille, je prends ma carte bancaire, je paye, je rentre ma carte bancaire…) ;
- renforce l'appareil cardio-pulmonaire ;
- aide l'appareil circulatoire ;

- prévient les déformations articulaires ;
- influe sur le moral ;
- améliore le sommeil (mais vous n'avez pas de soucis à ce niveau) ;
- diminue le stress ;
- favorise l'activité sexuelle ;
- maintient le sens de l'équilibre du corps ;
- permet une autonomie très longue ;
- développe la force ;
- maintient la faculté de vitesse (idéale lors des soldes) ;
- entretient la puissance musculaire (pour porter les paquets sans avoir Jules à ses basques).

Véronique et Davina n'ont qu'à bien se tenir !

Exercice 1
Main touchant le pied opposé (★★☆)

Allongez-vous sur le dos et placez les jambes écartées et tendues en élévation ; maintenez-les immobiles. Relevez le buste et allez toucher le pied gauche avec la main droite, et inversement, à un rythme dynamique.

Respirez… Soufflez…

- Inspirez par le nez en redescendant le buste.
- Expirez par la bouche en le redressant pour toucher le pied.

Le défi du jour !

Pour les vraies paresseuses : 2 séries de 12 relevés de buste alternés.

Pour les plus courageuses : 2 séries de 20 relevés de buste alternés (★★★).

Ce que cela m'apporte aujourd'hui (pour frimer sur la plage demain)

Cet exercice raffermit essentiellement le bas du muscle abdominal grand droit (pour faire sérieux), c'est-à-dire la région du ventre (parce qu'on n'est pas sérieuses, en fait) et de l'estomac.

Trucs de paresseuses

- Plus vous écarterez vos jambes, plus l'exercice sera facile.
- Veillez à garder le menton contre la poitrine, sinon gare à la lordose cervicale !

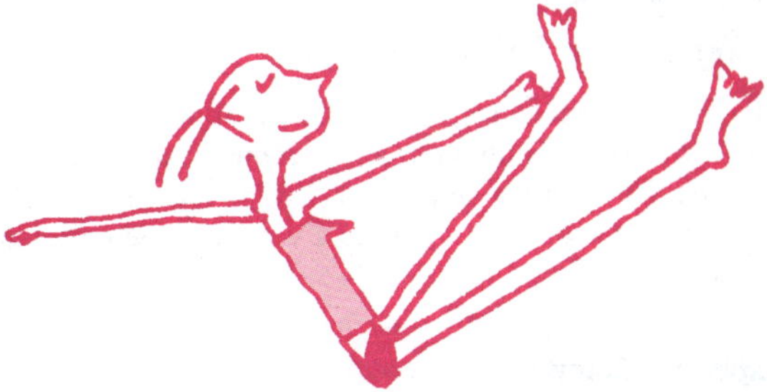

Des abdos de rêve *made by me*

Exercice 2
Cercles des jambes tendues ou légèrement fléchies (★★★)

Allongez-vous sur le sol, sur le côté, en appui sur un avant-bras. Ramenez les jambes serrées et tendues à angle droit avec le buste. En prenant appui sur l'avant-bras, soulevez les jambes et faites des petits cercles à votre rythme en les gardant serrées.

Respirez… Soufflez…

- Inspirez par le nez lentement.
- Expirez par la bouche tout aussi lentement.

Le défi du jour !

Pour les vraies paresseuses : 2 séries de 5 cercles dans un sens et 5 cercles dans l'autre sens pour chaque côté.

Pour les plus courageuses : 2 séries de 10 cercles dans un sens et 10 cercles dans l'autre sens pour chaque côté (★★★).

Ce que cela m'apporte aujourd'hui (pour frimer sur la plage demain)

Cet exercice fait travailler principalement les muscles abdominaux latéraux.

Trucs de paresseuses

- Cela vous semble trop difficile ? Pas de panique ! Vous pouvez fléchir légèrement les jambes…
- … mais cela enlève quand même une grande part d'efficacité à la technique. On ne peut pas tout avoir !

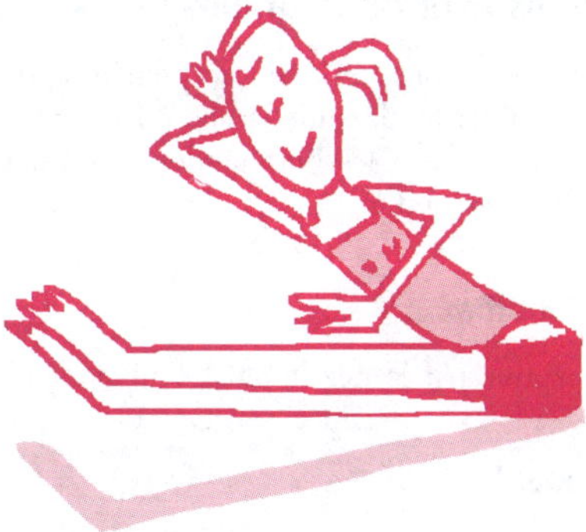

Mes fesses ? 5,90 euros et 3 semaines d'efforts !

Exercice 3
Changements avant des jambes (★★★)

Debout, penchez le corps en avant en prenant appui sur le sol avec les mains. Puis tendez une jambe à l'arrière et fléchissez l'autre vers l'avant entre les bras tendus et écartés. Changez ainsi de jambe sans sauter.

Respirez... Soufflez...

Inspirez et expirez par le nez le plus régulièrement possible.

Le défi du jour !

Pour les vraies paresseuses : 2 séries de 14 changements de jambe. Décontractez-vous 8 à 10 secondes entre chaque série.
Pour les plus courageuses : 2 séries de 20 changements de jambe. Décontractez-vous 5 secondes entre chaque série (★★★).

Ce que cela m'apporte aujourd'hui (pour frimer sur la plage demain)

Cette technique exerce le système cardio-pulmonaire, tout en renforçant la tonicité fessière et en dynamisant et assouplissant les jambes.

Trucs de paresseuses

- Descendez le corps au maximum vers le sol à chaque flexion, afin d'améliorer le plus possible l'écart des jambes.
- La mauvaise nouvelle, c'est qu'il convient de travailler à un rythme dy-na-mi-que !

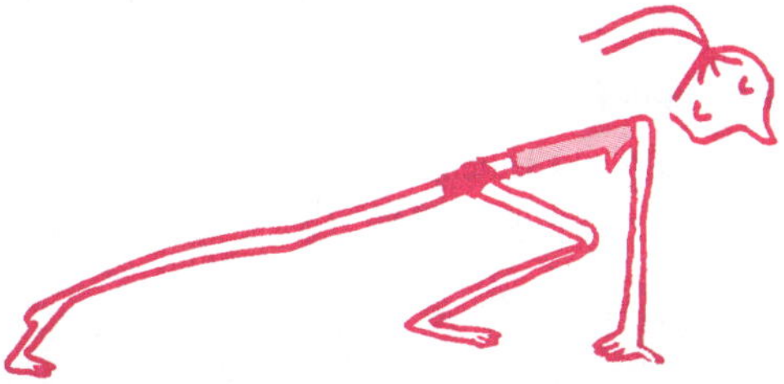

Rio, Miami, Acapulco : j'arriiiiiive !

Exercice 4
Dessiner des chiffres avec les jambes (★★☆)

Mettez-vous de nouveau à genoux, sur un côté, en prenant appui avec la main. Soulevez la jambe opposée à la main et dessinez des chiffres, à un rythme lent, sans la reposer à terre.

Respirez... Soufflez...

- Inspirez par le nez lentement.
- Expirez par la bouche tout aussi lentement.

Le défi du jour !

Pour les vraies paresseuses : dessinez les chiffres de 0 à 5 avec chaque jambe.
Pour les plus courageuses : dessinez les chiffres de 0 à 10 avec chaque jambe (★★★).

Ce que cela m'apporte aujourd'hui (pour frimer sur la plage demain)
Une restructuration profonde et globale des muscles fessiers, sans passer par le scalpel...

Trucs de paresseuses

- La jambe active doit être élevée au maximum et les chiffres d'assez grande amplitude.
- Facile au premier abord, pas vrai ?

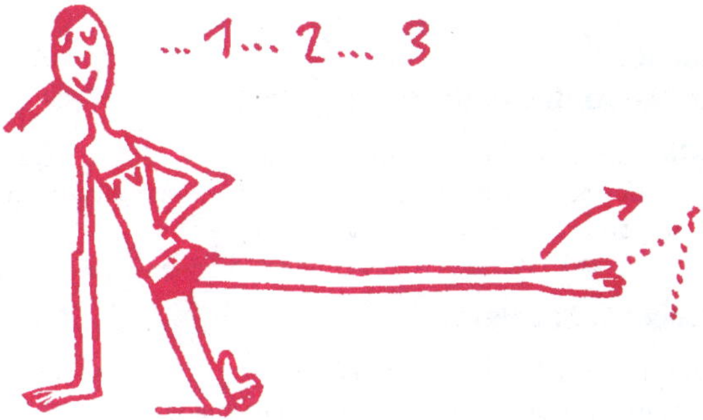

On n'oublie pas de s'étirer

Exercice 5
Souplesse des adducteurs (★★★)

Assise, face à un support (meuble, table, lit), tâchez d'écarter les jambes au maximum. Vous devez être assise au plus près du support.

Respirez... Soufflez...

- Inspirez par le nez très lentement.
- Expirez par la bouche tout aussi lentement.

Le défi du jour !

Pour celles qui débutent : 4 postures maintenues pendant 30 secondes chacune. Décontractez-vous complètement pendant 30 secondes également avant de recommencer.
Pour celles qui ont l'habitude : pratiquez la même technique, mais en surélevant les talons – avec des livres, par exemple (hormis les *Paresseuses*), ou la pile de factures que votre patron vous a demandé de vérifier pour le lendemain (★★★).

Ce que cela m'apporte aujourd'hui (pour ne pas avoir de crampes demain)

Si vous ne voulez pas que l'on vous appelle *cow-girl* au bureau, n'oubliez pas de vous étirer. Cette technique un peu douloureuse est des plus efficace.

Trucs de paresseuses

- Si vous voulez un résultat sensationnel, efforcez-vous d'écarter un peu plus vos jambes à chaque nouvelle posture.
- Évitez toute flexion et conservez le dos bien droit.

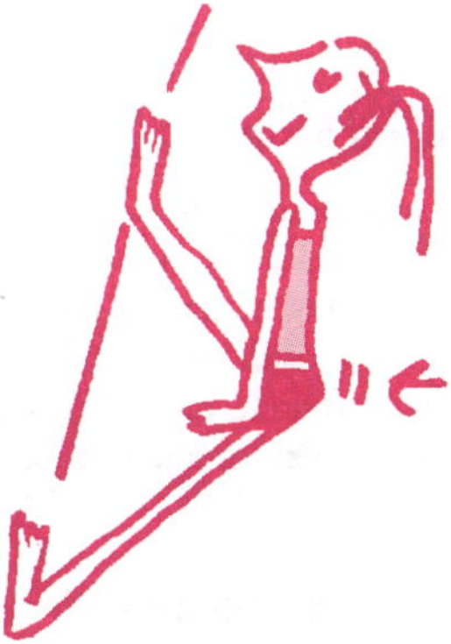

Le conseil du jour… pour neutraliser un point de côté

Tout le monde a déjà souffert de ce genre d'inconvénient. Eh oui, même vous. Souvenez-vous, c'était en 6e, lorsqu'il fallait courir 30 minutes autour d'un stade en plein mois de décembre. Il s'agit là de votre dernier souvenir d'effort physique… *Damned !*

Mais c'est quoi, au juste ?

Le point de côté est dû à un spasme du diaphragme (ce muscle large et mince qui sépare la poitrine de l'abdomen et dont la contraction provoque l'augmentation de la cage thoracique et ensuite l'inspiration) en cas de manque d'oxygénation de celui-ci. Parfois, un effort physique bloque l'apport sanguin vers le diaphragme – ce qui engendre une crampe douloureuse.

Aïe ! Je ne peux plus lever le petit doigt !

Tous les prétextes sont bons ! Vous alors !…Voici ce qu'il faut faire :

1. Avant tout, cessez l'effort physique.
2. Pressez ensuite avec les doigts la région où vous souffrez.

3. Inspirez et expirez fortement afin de provoquer un massage interne.

Comment l'éviter ?

Pour prévenir le point de côté :

- **Respirez par le ventre** en prenant de larges inspirations et en expirant bien à fond.
- **Pensez à vous tenir le plus droit possible.**
- **Commencez vos entraînements doucement** et ne forcez que progressivement.
- **Ne portez pas de vêtements trop serrés** durant les exercices.
- **Ne faites pas de repas pantagruélique** avant de pratiquer un quelconque effort physique. Il est d'ailleurs préférable de ne pas s'alimenter au moins 2 heures avant un entraînement.

Conseil

Le stretching constitue une excellente prévention du point de côté en raison du contrôle respiratoire et musculaire qu'il crée. Pensez-y !

Fini les abdos Kro®

Exercice 1
Relevés de buste à la verticale (★★★)

Asseyez-vous sur le sol, jambes fléchies légèrement écartées. Placez les bras tendus en arrière, dans le prolongement du corps. Relevez le buste à la verticale sans décoller les pieds du sol et en travaillant le plus lentement possible.

Respirez... Soufflez...

- Inspirez par le nez en redescendant le buste.
- Expirez par la bouche en le relevant.

Le défi du jour !

Pour les vraies paresseuses : 2 séries de 10 relevés de buste.
Pour les plus courageuses : 2 séries de 20 relevés de buste (★★★).

Ce que cela m'apporte aujourd'hui (pour frimer sur la plage demain)
La satisfaction d'avoir des abdos extra-fermes non sans avoir envie de hurler à quel point c'est HORRIBLE DE SOUFFRIR AUTANT ! Pour toute réclamation…

Trucs de paresseuses

• Bien évidemment, vous pouvez ramener les bras vers l'avant en relevant le buste, mais le plus efficace pour renforcer les abdominaux, c'est encore de conserver les bras tendus et étirés dans le prolongement du buste.

• Surtout, ne redescendez pas le buste à toute vitesse : contrôlez vos mouvements au maximum.

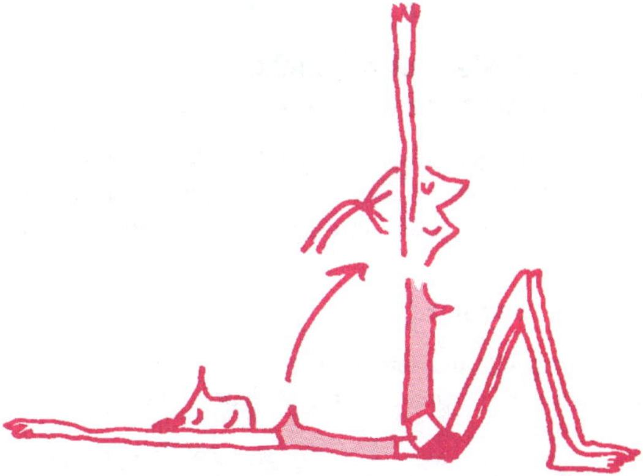

Un ventre plat = excuse n° 1 pour renouveler sa garde-robe

Exercice 2
Cercles à droite puis à gauche avec les jambes serrées (★★★)

Vous êtes allongée sur le dos, jambes élevées et serrées à la verticale. Placez les bras en croix. Alternez des cercles d'amplitude moyenne à droite et à gauche, sur un rythme lent.

Respirez… Soufflez…

- Inspirez par le nez lentement.
- Expirez par la bouche tout aussi lentement.

Le défi du jour !

Pour les vraies paresseuses : 2 séries de 8 cercles alternés dans un sens, puis dans l'autre.
Pour les plus courageuses : 2 séries de 15 cercles alternés dans un sens, puis dans l'autre (★★★).

Ce que cela m'apporte aujourd'hui (pour frimer sur la plage demain)

Cette troisième semaine est éprouvante, mais les résultats sont là : un ventre et une taille fermes, une circulation sanguine nickel, voilà ce que vous promet cet exercice.

Trucs de paresseuses

- Le bassin peut être décollé du sol sans que cela présente un inconvénient.
- En revanche, ne décollez pas les épaules du sol et ne crispez pas votre cou.

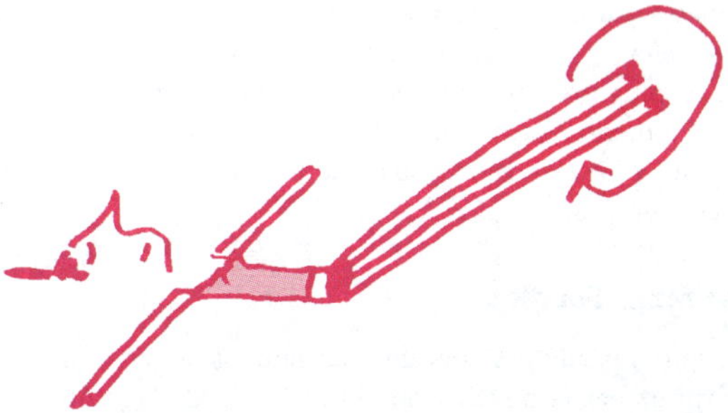

Dommage que vous ne puissiez pas les admirer !

Exercice 3
Élévation et maintien de la jambe tendue en 3 étapes de 3 secondes (★★★)

À quatre pattes, en appui sur les avant-bras, vous allez cette fois-ci élever successivement la jambe à l'arrière, sur le côté, puis le plus près possible de l'épaule – ce qui représente un enchaînement. Votre jambe doit être maintenue le plus haut possible et en extension maximale pendant 3 petites secondes sur chaque pose.

Respirez... Soufflez...

- Inspirez par le nez lors du changement de jambe.
- Expirez par la bouche lors du maintien de la jambe.

Le défi du jour !

Pour les vraies paresseuses : 1 série de 10 enchaînements de chaque jambe. Entre chaque série, marquez une pause de 10 secondes.

Pour les plus courageuses : 1 série de 20 enchaînements de chaque jambe sans temps de pause (★★★).

Ce que cela m'apporte aujourd'hui (pour frimer sur la plage demain)

Très complète, cette technique raffermit efficacement l'ensemble de la masse fessière.

Trucs de paresseuses

- Gardez la tête baissée, et la nuque et le dos droits.
- Il est important de ne pas fléchir la jambe.

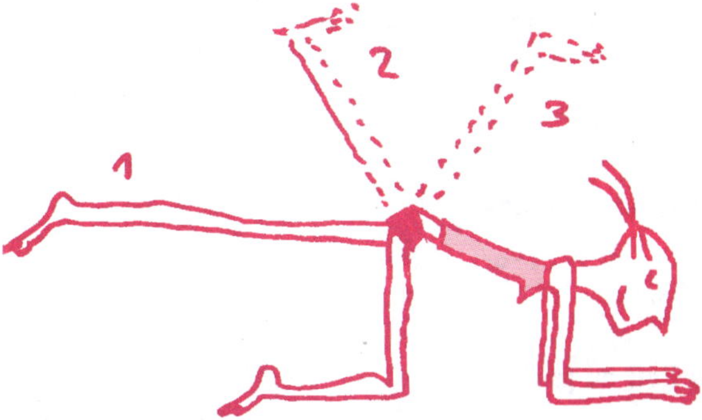

Y a pas de mal à être jolie !

Exercice 4
Déplacements latéraux de la jambe (★★☆)

Toujours à quatre pattes, en appui sur les avant-bras, élevez une jambe tendue sur le côté. Effectuez des déplacements latéraux de cette jambe de l'arrière vers le côté en travaillant à votre rythme.

Respirez… Soufflez…

- Inspirez par le nez en éloignant la jambe active.
- Expirez par la bouche en la ramenant.

Le défi du jour !

Pour les vraies paresseuses : 2 séries de 12 déplacements latéraux pour chaque jambe.
Pour les plus courageuses : 2 séries de 20 déplacements latéraux pour chaque jambe (★★★).

Ce que cela m'apporte aujourd'hui (pour frimer sur la plage demain)
Cet exercice améliore les parties médianes et latérales de la région fessière. Mais comment faisiez-vous avant ce guide ?

Trucs de paresseuses

- Plus la jambe est élevée, mieux c'est.
- Un inconfort au niveau du dos ? Placez votre tête dans les mains et conservez le dos bien plat.

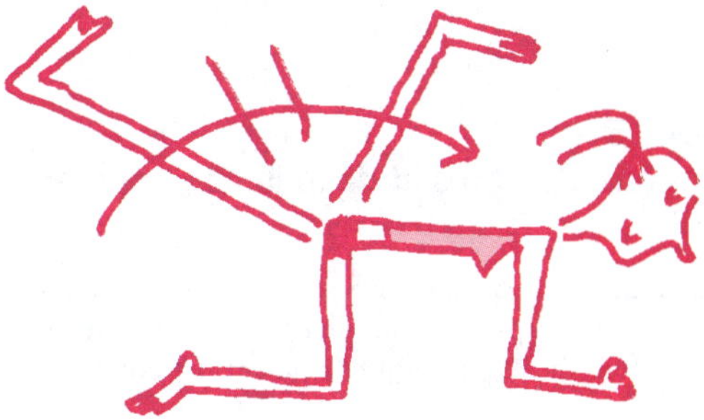

Je termine sur ma séance « bien-être »

Exercice 5
Extensions d'un bras et de la jambe opposée (★☆☆)

À plat ventre, étirez pendant 5 secondes un bras dans le prolongement du corps en même temps que la jambe qui lui est opposée. Relâchez-vous ensuite pendant 6 secondes environ.

Respirez... Soufflez...

- Inspirez par le nez pendant la phase de relâchement.
- Expirez par la bouche pendant la phase d'extension.

Le défi du jour !

Pour toutes : 4 extensions alternées (bras gauche/jambe droite et bras droit/jambe gauche).

Ce que cela m'apporte aujourd'hui (pour ne pas avoir de crampes demain)

Grâce à cet exercice d'étirement général du corps, vous ressentez une véritable sensation de bien-être. Terminez la journée par un bon bain chaud relaxant.

Trucs de paresseuses

- Placez une serviette roulée sous la taille afin de pallier un inconfort au niveau des vertèbres lombaires.
- Trop décoller la jambe du sol pourrait vous conduire à la fléchir un peu. À éviter.

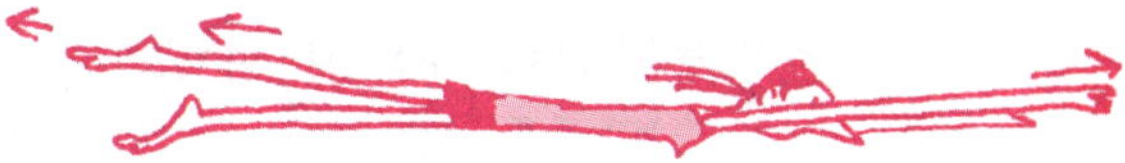

Le conseil du jour… pour celles qui souhaitent concilier grossesse et sport

Sport et grossesse ne sont pas incompatibles. En effet, une femme sportive a un accouchement plus facile : elle a une bonne sangle abdominale et une aptitude respiratoire plus efficace.

Les conseils des spécialistes

De 0 à 2 mois de grossesse

- Évitez absolument la plongée !
- Aucune contre-indication à la pratique d'une activité sportive non violente.

De 2 à 3 mois de grossesse

- Diminuez quelque peu l'intensité de la pratique sportive.

De 4 à 8 mois de grossesse

- Pratiquez de la gymnastique d'entretien en même temps que la préparation à l'accouchement. Cela permet d'éviter l'atrophie des muscles, en particulier des muscles striés, et de

conserver la souplesse articulaire et musculaire, l'aptitude à la coordination, enfin l'aptitude cardiaque à l'effort. Veillez à bien exercer vos muscles de façon symétrique.
- Vous pouvez sans inconvénient pratiquer la natation.

De 8 à 9 mois de grossesse

- Le repos est conseillé.

Après l'accouchement

- Suivez bien les 10 séances de kinésithérapie (remboursées par la Sécurité sociale).
- Les spécialistes conseillent d'attendre 3 à 4 mois avant de reprendre le sport de façon intensive.

Dans tous les cas

Fiez-vous aux conseils de votre médecin. Lui seul est capable d'évaluer votre condition physique.

17e jour sans râler (ou presque)

Exercice 1
Ramenés des jambes serrées (★★☆)

Assise, en appui sur les avant-bras, vous allez ramener puis éloigner vos jambes sans décoller (ou presque) les pieds du sol.

Respirez… Soufflez…

- Inspirez par le nez en éloignant les jambes.
- Expirez par la bouche en les ramenant vers vous.

Le défi du jour !

Pour les vraies paresseuses : 2 séries de 8 ramenés des jambes à un rythme lent en contrôlant dos et jambes au maximum. Reposez-vous 1 minute entre les 2 séries.
Pour les plus courageuses : 2 séries de 20 ramenés des jambes à un rythme lent en contrôlant dos et jambes au maximum. Reposez-vous 30 secondes entre les 2 séries (★★☆).

Ce que cela m'apporte aujourd'hui (pour frimer sur la plage demain)
« C'est sûr, l'été prochain, les plages de la Côte d'Azur seront de nouveau noires de monde… Et tout ça grâce à moi ! »

Trucs de paresseuses

- Contractez bien les abdos en avançant les jambes.
- Ne desserrez pas les jambes durant l'exercice.

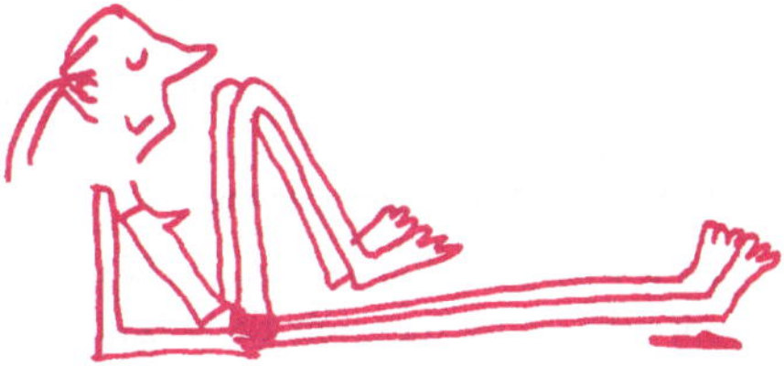

Les doigts dans le nez

Exercice 2
Cercles alternés des jambes (★★★)

Allongez-vous sur le dos, jambes tendues et écartées à la verticale, bras en croix. Faites un cercle de la jambe droite, puis un cercle de la jambe gauche, dans le même sens et à un rythme lent. Changez ensuite de sens.

Respirez… Soufflez…

- Inspirez par le nez lentement.
- Expirez par la bouche tout aussi lentement.

Le défi du jour !

Pour les vraies paresseuses : 8 grands cercles dans un sens, en alternant jambe droite et jambe gauche, puis 8 dans l'autre sens.

Pour les plus courageuses : 12 grands cercles dans un sens, en alternant jambe droite et jambe gauche, puis 12 dans l'autre sens (★★★).

Ce que cela m'apporte aujourd'hui (pour frimer sur la plage demain)

Ces cercles alternés permettent un raffermissement du ventre et des côtés.

Trucs de paresseuses

- Vos jambes doivent être écartées au maximum.
- Ne décollez pas les épaules du sol.

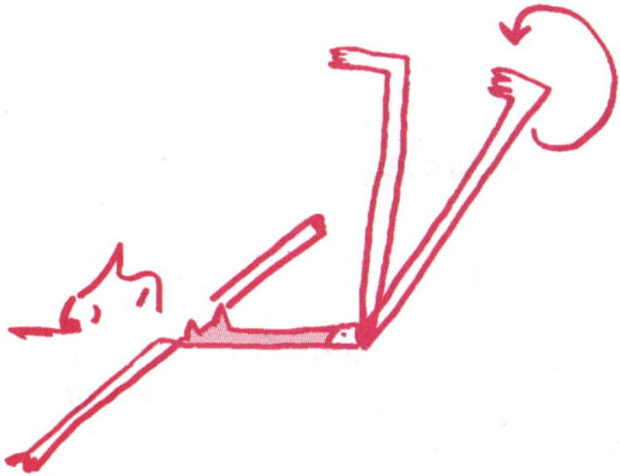

Mais où est passée la graisse ?

Exercice 3
Passage de la jambe du côté à l'avant et *vice versa* (★★★)

À genoux, une main en appui sur un meuble, une jambe tendue sur le côté, vers le bas (le pied ne touche pas le sol). Élevez-la le plus haut possible devant vous et maintenez-la 3 secondes immobile dans cette position haute avant de la ramener à nouveau sur le côté.

Respirez... Soufflez...

Inspirez par le nez et expirez par la bouche en montant la jambe.

Le défi du jour !

Pour les vraies paresseuses : 2 séries de 15 élévations alternées de chaque jambe. Décontractez-vous complètement une dizaine de secondes entre les séries.

Pour les plus courageuses : même chose en réalisant un petit cercle de la jambe active en position basse sur le côté et un petit cercle en position haute devant vous en alternance (★★★).

Ce que cela m'apporte aujourd'hui (pour frimer sur la plage demain)

Que du bonheur, puisque cette technique raffermit à la fois la partie latérale et la partie postérieure des hanches, à savoir la culotte de cheval et l'intérieur des cuisses.

Trucs de paresseuses

- Posez votre main sur un meuble d'appui pour vous aider.
- Reposez la jambe sur le sol quand elle est sur le côté plutôt que de la fléchir parce que vous peinez trop.

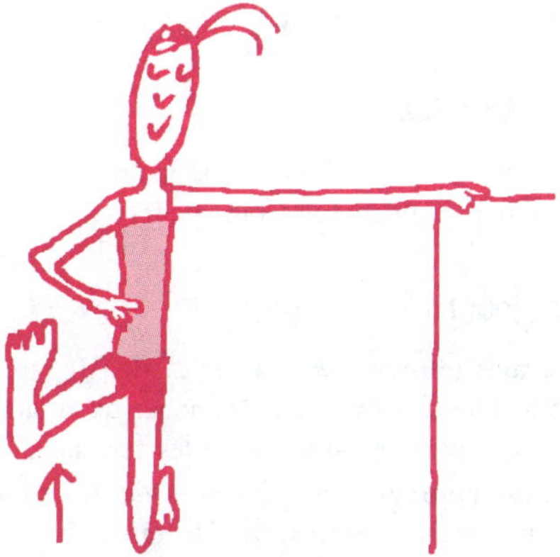

Haut les fesses !

Exercice 4
Ramenés avant d'une seule jambe (★★☆)

Debout, jambes tendues, étirez le plus possible la jambe gauche vers l'arrière en fléchissant la droite, puis ramenez-la au même niveau que la jambe droite (les jambes sont à nouveau serrées et tendues).

Respirez… Soufflez…

- Inspirez par le nez en éloignant la jambe.
- Expirez par la bouche en la ramenant.

Le défi du jour !

Pour les vraies paresseuses : 2 séries de 10 ramenés de la jambe droite, puis 2 séries de 10 ramenés de la jambe gauche. Décontractez-vous 8 secondes entre les séries.

Pour les plus courageuses : 2 séries de 15 ramenés de la jambe droite, puis 2 séries de 15 ramenés de la jambe gauche. Décontractez-vous 4 secondes à peine entre les séries (★★☆).

Ce que cela m'apporte aujourd'hui (pour frimer sur la plage demain)

Cette technique est top pour mes cuisses, mes fessiers (la zone qui a tendance à s'affaisser lamentablement) et mon équilibre. Elle exerce aussi le système cardio-pulmonaire.

Trucs de paresseuses

- Travaillez à un rythme assez rapide pour que cela soit efficace.
- Évitez de pencher votre dos vers l'avant.

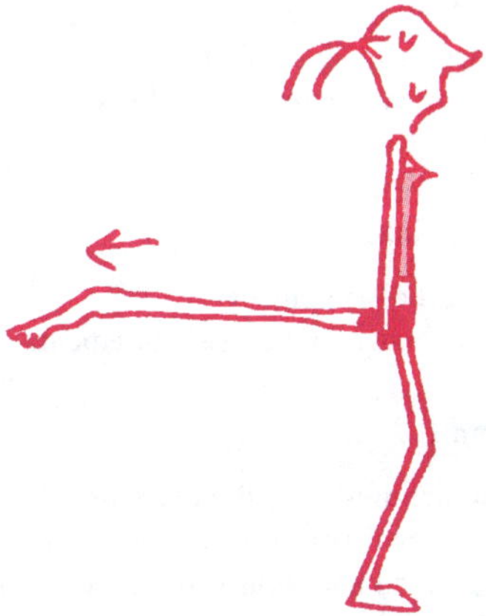

J'entame le week-end en douceur

Exercice 5
Étirements dorsaux (★☆☆)

Voici l'exercice le plus agréable de la journée ! Mettez-vous à genoux, les fesses en appui sur les talons. Étirez vos bras devant vous au maximum en conservant le dos plat pendant environ 6 à 8 secondes.

Respirez... Soufflez...

- Inspirez par le nez lentement.
- Expirez par la bouche tout aussi lentement.

Le défi du jour !

Pour celles qui débutent : 3 étirements de 6 secondes chacun (3 secondes seulement si c'est trop douloureux).
Pour celles qui ont l'habitude : 3 étirements de 8 secondes chacun (★★☆).

Ce que cela m'apporte aujourd'hui (pour ne pas avoir de crampes demain)
Vous terminez la journée avec un dos parfaitement souple.

Trucs de paresseuses

- Gardez votre tête baissée dans le prolongement du dos.
- Ne soulevez pas les fesses des talons durant l'étirement.

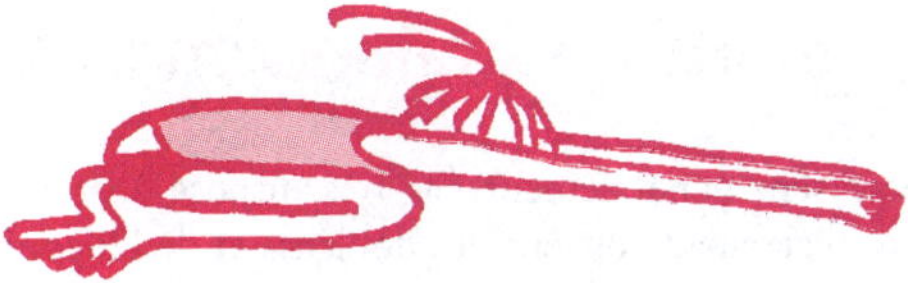

Les conseils du jour… contre les ballonnements

On ne se sent généralement pas très disposé à bouger après un repas : cela vient souvent des douleurs et de l'inconfort que l'on ressent au niveau du ventre.

Ça vous gonfle ?

Afin de ne pas avoir le ventre gonflé en sortant de table, veillez à :

- diminuer les aliments riches en sucre ;
- consommer en quantité raisonnable yaourts, fromages… ;
- ne pas boire d'eau gazeuse (surtout en mangeant) ;
- ne pas mâcher du chewing-gum (qui conduit à avaler de l'air) ;
- bien mâcher les aliments ;
- ne jamais fumer en mangeant, surtout en avalant la fumée (qui fait se dilater l'estomac).

Ce qu'il faut éviter

La plupart des malaises abdominaux qui surviennent après un repas sont des flatulences abdominales constituées de gaz intestinaux issus de l'air ingéré et de divers gaz provenant de la transformation des aliments dans les organes. Certains aliments favorisent la production de gaz. Ainsi, les haricots, les choux, les avocats, les salsifis, le son, le pain tout frais... créent souvent des ballonnements désagréables.

Ce qu'il faut faire

Il importe donc, si vous désirez faire des séances de culture physique dans les meilleures conditions, d'attendre 3 heures après les repas avant de les réaliser ou de vous alimenter en tenant compte des indications précédentes.

Par ailleurs, la pratique régulière d'exercices pour les abdominaux facilite le transit intestinal et permet d'avoir le ventre plus plat.

C'est bien la première fois que je termine un truc

Exercice 1
Touchés du sol avec les mains (★★★)

Vous êtes allongée sur le dos, les jambes écartées et tendues au maximum vers le haut. Ramenez le buste vers l'avant de manière à toucher le sol avec les mains, en tâchant de garder les jambes aussi immobiles que possible. Entraînez-vous à ne pas reposer la tête sur le sol à chaque fois. Allez, courage, c'est pour la bonne cause et vous en êtes au dernier jour de votre programme !

Respirez… Soufflez…

- Inspirez par le nez en redescendant le buste vers le sol.
- Expirez par la bouche en le relevant.

Le défi du jour !

Pour les vraies paresseuses : 2 séries de 12 relevés de buste. Faites une micropause de 8 à 10 secondes entre les séries.

Pour les plus courageuses : 2 séries de 16 relevés de buste en vous décontractant 4 à 5 secondes entre les séries (★★★).

Ce que cela m'apporte aujourd'hui (pour frimer sur la plage demain)

Ce classique de la gym suédoise est idéal pour se faire le ventre de ses rêves… Avec l'âme de revancharde que l'on vous connaît, c'est sûr, vous allez avoir une dent contre les Suédois et jeter par la fenêtre tous vos meubles en kit et vos conserves de hareng fumé !

Trucs de paresseuses

- Vous pouvez relever simplement la tête, avec les bras devant vous, si vous ne pouvez toucher le sol avec les mains.
- On ne dit pas de gros mots !

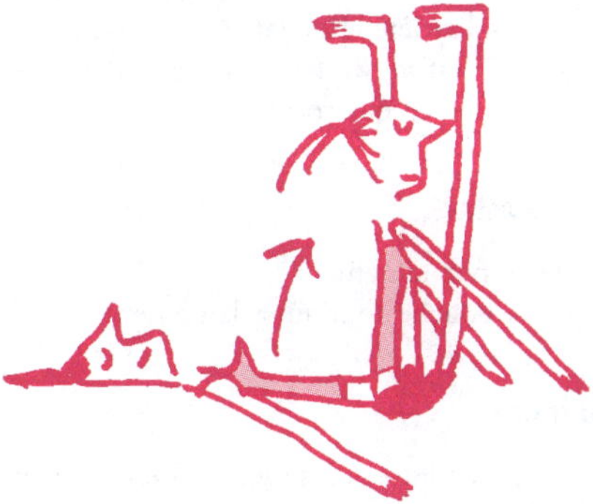

Trop fière de môa !

Exercice 2
Dessiner un huit à la verticale et à l'horizontale (★★★)

Toujours sur le dos, élevez les jambes tendues et serrées à la verticale. Relevez le buste et maintenez-le immobile – vos mains sont croisées derrière la tête en guise d'appui et vos coudes étirés vers l'arrière. Les jambes toujours bien serrées, réalisez un grand huit vertical puis un grand huit horizontal sur un rythme lent – ce qui correspond à un enchaînement.

Respirez... Soufflez...

- Inspirez par le nez lentement.
- Expirez par la bouche tout aussi lentement.

Le défi du jour !

Pour les vraies paresseuses : 2 séries de 5 enchaînements dans un sens, puis dans l'autre.

Pour les plus courageuses : 2 séries de 8 enchaînements dans un sens, puis dans l'autre (★★★).

Ce que cela m'apporte aujourd'hui (pour frimer sur la plage demain)

Que c'est bon d'aller à la plage sans sa bouée !

Trucs de paresseuses

- Réalisez des huit bien réguliers et contrôlés.
- Ne tirez pas sur la nuque.

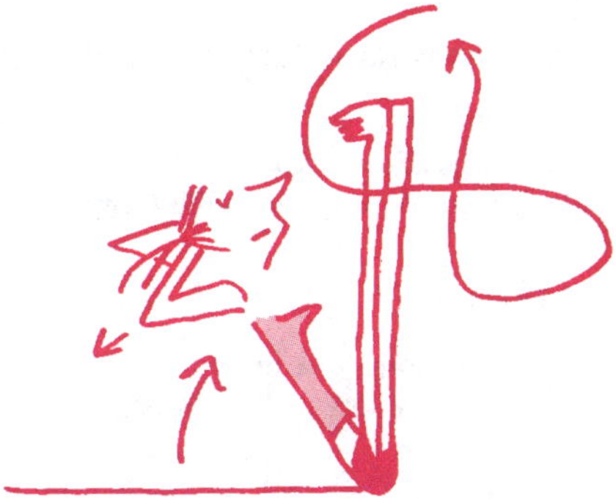

Cet aprem, je fais chauffer la CB pour me féliciter

Exercice 3
Flexions-extensions de la jambe supérieure (★★☆)

Allongée sur le côté, en appui sur un coude ou la tête sur un coussin, faites une flexion-extension de la jambe supérieure dans le prolongement du corps. Travaillez à votre rythme.

Respirez… Soufflez…

- Inspirez par le nez lors de la flexion.
- Expirez par la bouche lors de l'extension.

Le défi du jour !

Pour les vraies paresseuses : 2 séries de 8 flexions-extensions de chaque jambe. Reposez-vous 10 secondes entre les séries.

Pour les plus courageuses : 2 séries de 12 flexions-extensions de chaque jambe en alternant une flexion-extension dans le prolongement du corps avec une flexion-extension devant soi (★★★). Reposez-vous 5 secondes entre les séries.

Ce que cela m'apporte aujourd'hui (pour frimer sur la plage demain)

Cet exercice sans prétention raffermit le haut et le milieu de la région fessière, ainsi que l'intérieur des cuisses.

Trucs de paresseuses

- Si c'est trop difficile, ne tendez pas complètement la jambe et ramenez moins le genou vers la poitrine.
- *A contrario*, ne tendez pas trop la jambe vers l'arrière au risque de provoquer une courbure lombaire.

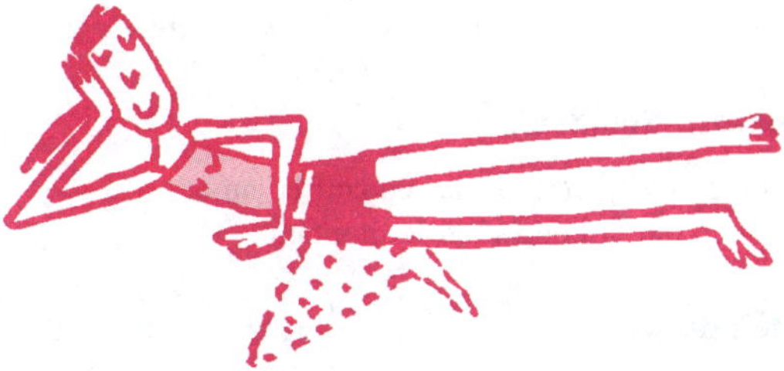

Pfff… C'était trop facile en fait !

Exercice 4
Cercles d'une jambe fléchie sur le côté (★★★)

Debout, élevez une jambe fléchie sur le côté et réalisez des cercles ; l'autre jambe (la jambe d'appui) est semi-fléchie. Vous avez une main en appui sur un support et l'autre sur la hanche.

Respirez… Soufflez…

- Inspirez par le nez en descendant la jambe.
- Expirez par la bouche en la montant.

Le défi du jour !

Pour les vraies paresseuses : 2 séries de 8 rotations de chaque jambe dans un sens, puis dans l'autre. Reposez-vous 8 secondes environ entre les séries.
Pour les plus courageuses : 2 séries de 12 rotations de chaque jambe dans un sens, puis dans l'autre. Reposez-vous 4 secondes environ entre les séries (★★★).

Ce que cela m'apporte aujourd'hui (pour frimer sur la plage demain)
Cette technique améliore la tonicité des fessiers et des cuisses, mais aussi l'équilibre si vous ne prenez aucun appui.

Trucs de paresseuses

• Vous pouvez porter des poids aux chevilles lors de la seconde série.

• Les mouvements de cet exercice peuvent rapidement ne plus ressembler à rien si vous ne les contrôlez pas un minimum.

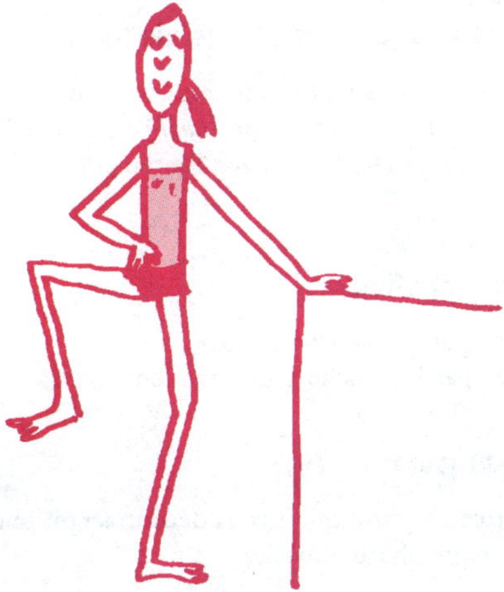

Félicitations !

Exercice 5
Ramenés des jambes vers le visage (★★☆)

Allongée sur le dos (*ouf !*), ramenez les jambes vers le visage ou sur le sol, derrière votre tête (*quoi ? !*), si vous êtes devenue experte en souplesse. Maintenez l'étirement maximal pendant 15 secondes.

Respirez… Soufflez…

- Inspirez par le nez lentement.
- Expirez par la bouche tout aussi lentement.

Le défi du jour !

Pour toutes : 3 postures en vous décontractant une dizaine de secondes entre chacune d'elles.

Ce que cela m'apporte aujourd'hui (pour ne pas avoir de crampes demain)

Cette posture, issue du hatha-yoga, étire avec progression et douceur la partie inférieure du dos. Elle est recommandée aux personnes assises toute la journée car elle soulage les tensions lombaires.

Trucs de paresseuses

- Vos bras peuvent tenir vos jambes au niveau des chevilles lorsque celles-ci sont passées derrière la tête.
- Veillez à fléchir les jambes le moins possible.

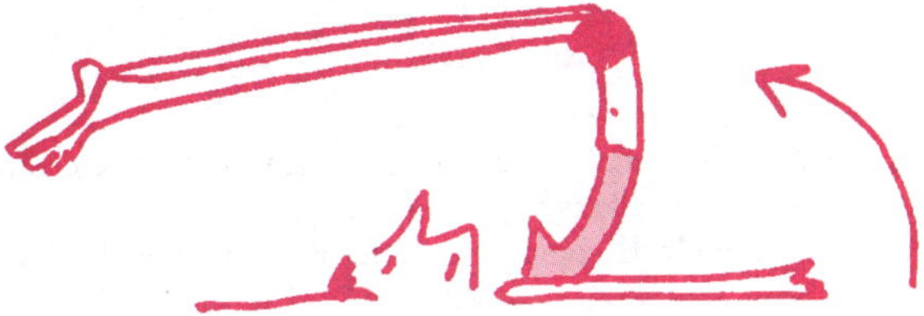

Le conseil du jour... pour ne pas se tromper de lipides !

En terme d'alimentation, tout et son contraire ont été dits. Aujourd'hui, nous allons vous montrer que les lipides ne sont pas tous à bannir. Il convient en effet de distinguer les bons des mauvais.

Les lipides qui vous veulent du bien

Les meilleurs lipides sont les huiles de première pression à froid (comme l'huile d'olive ou de colza). On les trouve également dans le poisson, l'avocat, le jaune d'œuf, les matières grasses de la viande blanche, les amandes, les noix et les noisettes.

Et les produits laitiers ?

Ils contiennent des lipides indispensables à l'organisme. Les yaourts en contiennent environ 1 g par pot ; en revanche, le fromage en contient beaucoup (n'en consommez pas plus de 40 g par jour). Il faut savoir que les yaourts veloutés au lait entier comportent trois fois plus de matières grasses que les autres.

Et les viandes rouges ?

Préférez bien sûr les parties les moins grasses, mais surtout ne les supprimez pas de votre alimentation car elles contiennent du fer (plus assimilable par l'organisme que celui contenu dans les autres denrées). En consommer deux fois par semaine semble raisonnable.

Les lipides dont on a du mal à se passer, et pourtant…

On les rencontre dans les gâteaux, certaines barres de céréales, beaucoup de margarines, certains mélanges céréaliers, les charcuteries, beaucoup de préparations végétariennes, le beurre et la crème cuits.

Et le chocolat ?

Cet aliment riche en lipides ne fait pas partie des aliments recommandés diététiquement malgré le magnésium, le calcium et le fer (quasiment inassimilable) qu'il contient. Il est conseillé de ne pas en consommer plus de 40 g par jour.

10 façons de vous mettre en condition partout, tout le temps

1. Dans le lit

Dès le matin, transformez votre lit en tapis de gymnastique « spécial étirements ». Mais allez-y doucement : vos gestes doivent être extrêmement lents et calculés, pour éviter la crampe.

2. Sous la douche

Procédez à une séance tonique de savonnage, histoire de vous mettre en forme pour toute la matinée.

3. Devant l'armoire

Enfilez vos vêtements plus vite que ça !

4. En vous maquillant

Profitez-en pour faire des contractions d'abdominaux et de fessiers, en gardant le dos bien droit et en évitant de vous mettre de l'eye-liner dans l'œil. Nous déclinons toute responsabilité…

5. En partant de chez vous

N'utilisez pas l'ascenseur, mais l'escalier. C'est très bon pour les fessiers. Sachez d'ailleurs que vous activez plus de muscles en les descendant qu'en les montant !

6. Pendant les corvées ménagères

Faites de vos tâches ménagères un bon prétexte pour bouger un bras, une jambe, le ventre.

7. Au supermarché

Serrez les fessiers et les abdominaux pendant que vous faites la queue, mais faites-le discrètement !

8. Pendant le repas

Profitez-en pour bien lever les coudes.

9. Au bureau

Transformez votre bureau en mini-salle de fitness, stretching et cardio-training. C'est idéal pour vous accorder 10 minutes de pause.

10. Partout où vous vous ennuyez

Ne pensez qu'à cela : étirements, contractions, repos !

6

Comment faire durer les résultats sans vous lancer dans un régime

Encore un satané régime ?

Bravo ! Vous avez fait d'immenses efforts pour mener à bien ce programme de 3 semaines et nous vous en félicitons. Aujourd'hui, vous vous sentez mieux : vous êtes plus tonique, plus en forme. Mais il convient également d'avoir une bonne hygiène alimentaire – ce qui ne veut pas dire « faire un régime », rassurez-vous ! Y en a maaaaarre des régimes !

La petite couche graisseuse du ventre et des fesses est certes un peu plus difficile à éliminer qu'en d'autres endroits du corps, mais l'exercice lié à une pratique alimentaire intelligente permet d'en venir à bout. Vous verrez qu'en mangeant correctement, vous parviendrez à éliminer en douceur un surplus pondéral : c'est l'assurance d'un résultat durable. Voici quelques informations utiles et conseils de bon sens, rien que pour vous. Mais qu'est-ce qu'on ne ferait pas pour vous ?

Pas plus, pas moins

Les besoins énergétiques de la femme varient suivant son âge, son poids, le climat, sa structure corporelle (rapports faisant intervenir la masse maigre, la masse musculaire et l'eau) et son activité.

Ces besoins énergétiques sont d'environ 1 800 calories pour une femme sédentaire et 2 000 calories pour une femme active. On peut compter jusqu'à 3 000 ou 3 500 calories quand la dépense physique est très élevée (une sportive professionnelle par exemple ; pas vous, donc !).

Les 7 nutriments capitaux

Les glucides, les lipides et les protéines, tout comme les fibres alimentaires, les vitamines, les minéraux et l'eau, sont des nutriments présents dans l'alimentation.

Rôle des divers éléments de l'alimentation

- **Les protéines** répondent aux réparations plastiques et construisent les cellules.
- **Les lipides** génèrent, entre autres, l'énergie calorifique.
- **Les glucides** produisent l'énergie, permettent l'action dynamique.
- **Les vitamines et les sels minéraux** fabriquent et réparent les tissus.

Carburez au GLP

Un nouveau sport ? Mais non, il s'agit des glucides, des lipides et des protéines contenus dans notre alimentation. Ils sont essentiels. Tandis que les glucides fournissent l'énergie, les lipides contribuent notamment aux besoins d'énergie calorifique et à l'énergie tout court, comme relais des glucides ; quant aux protéines, elles fabriquent, réparent et renouvellent l'ensemble des tissus de l'organisme. Il faut en consommer chaque jour. Oui, mais comment et en quelle quantité ?

Les glucides : sachez les distinguer

Les glucides doivent constituer 55 % de vos apports énergétiques. Il existe deux sortes de sucres : **les glucides lents** (ou sucres complexes) sont présents dans les céréales – les pâtes, le riz, le pain... –, les féculents – les pommes de terre – et les légumineuses – les lentilles, les haricots, les pois, le soja... ; **les glucides rapides** (ou sucres simples) sont présents dans le lait, les fruits, le miel, les gâteaux et toutes les sucreries. Présents sous forme de glucose dans les globules rouges et le cerveau, ils sont stockés dans le foie et dans les muscles et sont nécessaires au travail musculaire.

Les lipides : pas de chasse aux sorcières !

Ils doivent représenter 30 % de vos apports énergétiques. Vous les trouvez dans les huiles, les oléagineux, le beurre, le lait et les produits laitiers, la viande, le poisson... Notre hygiène alimentaire doit tenir compte de l'apport calorique appréciable des lipides et ainsi n'en comporter qu'une faible part. Mais attention, surtout, ne les supprimez pas, car ce sont les carburants de l'organisme. Ceux que l'on nomme « acides gras » ont plutôt un rôle de construction et de contrôle organique. Ils contiennent les vitamines liposolubles A, D, E et K, et contribuent à la synthétisation de certaines hormones. Vous le savez : les lipides sont stockés dans le corps et forment l'impact graisseux.

Les protéines : indispensables pour de jolis abdo-fessiers !

Elles doivent fournir 15 % de vos apports énergétiques. Les aliments riches en **protéines animales** sont la viande, le poisson, les œufs et les produits laitiers ; les aliments riches en **protéines végétales** sont les céréales, les oléagineux et les légumineuses.

Les protéines ont un rôle de réparation et d'entretien des muscles, des os, de la peau, des anticorps, du sang, etc.

Elles ont à la fois un rôle de construction et de production d'énergie. Leur faiblesse : elles ne sont pas stockées dans l'organisme, d'où la nécessité d'un apport journalier. Une alimentation hypoprotéinée entraîne une altération des organes et une perte d'énergie.

Bon à savoir

- 1 g de glucides apporte 4 kcal.
- 1 g de protéines apporte 4 kcal.
- 1 g de lipides apporte 9 kcal.

Pour que l'organisme puisse utiliser 100 kcal de protéines, il dépense 30 kcal (youpi !) ; pour qu'il puisse utiliser 100 kcal de lipides, il dépense 15 kcal (c'est mieux que rien) ; enfin, pour qu'il puisse utiliser 100 kcal de glucides, il dépense 5 kcal (ce n'est pas beaucoup). Vous pouvez en tirer les conclusions qui s'imposent.

Les autres nutriments essentiels

Les fibres

Elles sont miraculeuses puisque :

- elles ont la particularité de ne pas être attaquées par les sécrétions du tube digestif ;
- elles n'ont aucune valeur calorique ;
- elles gonflent dans l'estomac et donnent une sensation de satiété (à condition de boire de l'eau durant le repas) ;

- elles facilitent le travail intestinal ;
- elles diminuent le taux de cholestérol et de triglycérides ;
- elles créent une modification de la bile.

Consommer des fibres, c'est aussi...
- prévenir l'apparition de cancers du côlon, moins courants chez les grands consommateurs de fibres alimentaires. En effet, en modifiant la flore bactérienne et en diminuant le temps de contact des substances cancérigènes avec les parois du côlon, les fibres jouent un rôle bénéfique ;
- prévenir les hémorroïdes, en rendant le bol fécal plus fluide et plus volumineux ;
- stabiliser le taux de sucre dans le sang, en consommant de la pectine et de l'hémicellulose qui retardent l'absorption des glucides.

On les trouve dans tous les légumes secs, les fruits à pépins et la peau des fruits.

Les sels minéraux

Vous vous sentez souvent fatiguée ? Peut-être souffrez-vous de carences en minéraux ? Nous savons toutes que nous en avons besoin, sans se rappeler vraiment pourquoi.

- **Le calcium** entretient le patrimoine osseux et dentaire. Il est essentiel pour les contractions musculaires et intervient notamment au niveau des systèmes nerveux et cardio-vasculaire.

On le trouve dans les produits laitiers, les céréales, le poisson et les crustacés, les légumineuses, les fruits frais et séchés, les légumes.

- **Le phosphore** participe au fonctionnement des reins, du rythme cardiaque et permet la croissance. Il est indispensable aux actions énergétiques et intervient dans la formation des protéines.

On le trouve dans le soja, le fromage, le jaune d'œuf...

Une carence risque de provoquer de l'ostéoporose, du rachitisme, des caries, de l'arthrite, ainsi que certaines difficultés respiratoires.

- **Le sodium** assure un maintien constant des liquides dans l'organisme et permet l'excitabilité des muscles.

On le trouve dans les abats, les poissons, les crustacés...

Une carence risque de provoquer une faiblesse musculaire et des crampes.

- **Le magnésium** régule notamment le métabolisme des glucides et des lipides dans les tissus cardiaque, nerveux et musculaire de notre organisme ; il intervient dans la prévention des maladies cardio-vasculaires.

On le trouve dans les légumineuses, les oléagineux, les céréales, le lait, certaines eaux minérales, les escargots, le cacao.

Une carence risque de provoquer un état de faiblesse musculaire, une certaine nervosité, une hypertension artérielle et des anomalies du rythme cardiaque.

- **Le potassium** agit sur la tension artérielle, accroît la vigilance et enraye les troubles neuromusculaires.

On le trouve dans les fruits frais, dont la banane, les légumineuses, la viande, le poisson, le chocolat, les champignons, le persil.

Une carence risque de provoquer des crampes musculaires, certains troubles du rythme cardiaque, un dessèchement de la peau, une fatigue récurrente, ainsi que des difficultés à récupérer, même après un tout petit effort.

- **Le fer** est antianémique car il participe à la formation des globules rouges.

On le trouve dans la viande, la volaille, le poisson, les céréales complètes, les fruits, les oléagineux, les légumineuses, la levure alimentaire.

Une carence risque de provoquer un état asthénique et une anémie.

- **Le fluor** intervient dans la fixation des minéraux, avant tout celle du calcium.

On le trouve dans le thé, les poissons, les fruits de mer, les épinards, les abricots secs, les noix de cajou.

Une carence risque de provoquer des caries, de l'ostéoporose, une déminéralisation, voire des déformations osseuses.

- **Le zinc** est un antioxydant censé ralentir le vieillissement ; il intervient notamment dans la régulation du sucre dans le sang, dans le renforcement du système immunitaire, dans la cicatrisation, dans le développement des organes reproducteurs et le renouvellement cellulaire ; il a pour réputation de prévenir le diabète et d'activer la puissance sexuelle.

On le trouve dans les fromages, les céréales, les œufs, le lait, la viande, le foie, les légumineuses, les légumes verts, les huîtres.

Une carence risque de provoquer un état de nervosité, une fragilité face aux infections, une possibilité d'impuissance masculine, ainsi qu'une tendance au vieillissement de la peau et au diabète.

Les vitamines

Impossible de s'entraîner sans vitamines ! Il s'agit de substances organiques indispensables, en infime quantité, à la croissance et au bon fonctionnement de l'organisme. Il en existe treize : certaines sont liposolubles (solubles dans les graisses), d'autres hydrosolubles (présentes dans les aliments non adipeux). Leurs quantités sont exprimées en milligrammes (mg) ou en microgrammes (µg) pour les hydrosolubles, et en unités internationales (ui) pour les liposolubles. Elles ont un rôle de catalyseurs dans l'organisme. Si certaines carences peuvent être mortelles, un surdosage vitaminique est aussi néfaste pour la santé.

On doit normalement les trouver toutes dans une alimentation équilibrée. Toutefois, la vitamine D peut être produite par le corps sous l'action du soleil, et la vitamine K par certaines bactéries présentes dans le gros intestin.

Les besoins vitaminiques journaliers

Vitamines	Quantité
A	1 000 ui
D	400 ui
E	8 à 10 ui
K	65 µg
B1	1,5 mg
B2	1,8 mg
B3	20 mg
B5	20 mg
B6	3 mg
B8	100 µg
B9	400 µg
B12	3 µg
C	100 mg

Conseil

En variant son alimentation régulièrement, on est certain de pourvoir à l'ensemble des besoins du corps en vitamines.

Et l'eau dans tout ça ?

Être en forme en s'hydratant de façon anarchique ou insuffisante n'est pas bénéfique. Boire permet non seulement d'éliminer, mais aussi d'optimiser les différentes fonctions du corps.

Quelle eau boire ?

Vous pouvez, à votre convenance, boire de l'eau minérale ou de l'eau du robinet – elle contient toutefois des sels minéraux en moindre quantité.

Contrairement à de nombreux articles infondés, l'eau du robinet est parfaitement correcte : elle est très contrôlée et sa teneur en nitrates doit être égale ou inférieure à 50 mg/litre.

Issues de nappes souterraines, les eaux de source sont directement mises en bouteille à la source sans aucun traitement préalable.

Plates ou gazeuses, les eaux minérales naturelles sont censées avoir une action bénéfique sur l'organisme.

En conclusion : changez souvent d'eau de table pour varier la teneur en minéraux, car chaque eau possède des caractéristiques spécifiques.

Quelques conseils in-dis-pen-sables !

- Il est conseillé de boire en moyenne un litre et demi par jour et plus en cas d'effort physique ou de forte chaleur. Une partie de cette eau est apportée par les aliments (environ 50 %), l'autre par les boissons.
- Si vous vous entraînez assez intensément, soyez vigilante car si vous perdiez ne serait-ce que 2 % d'eau par rapport à votre poids, votre corps ne pourrait plus répondre convenablement aux efforts demandés. Il ne faut pas oublier que même en faisant de simples exercices pour les abdominaux, on transpire...
- Évitez les boissons glacées et buvez de préférence frais, tempéré ou chaud (même l'été). Il y a quelques années, il était très à la mode de boire glacé. Il en résulte des troubles digestifs, voire des sécrétions biliaires ou intestinales. En revanche, ne buvez pas trop chaud : les boissons chaudes peuvent ballonner le ventre.
- Si vous travaillez dans un bureau à l'air conditionné, il faut vous hydrater par petites quantités toutes les trois heures.
- Certains adeptes du fitness préfèrent ne pas boire, afin d'éviter de trop transpirer. Sachez que c'est une erreur fondamentale. Il convient au contraire de se réhydrater afin de récupérer l'eau perdue.
- Avant de vous entraîner, évitez de boire en mangeant trois pêches par exemple, car l'eau fait gonfler les fibres des fruits, et faire des exercices d'abdominaux avec un ventre tendu et volumineux n'est pas agréable (c'est encore pire si l'eau est gazeuse !).

Inf-eau !

Dans l'estomac, l'eau se mélange aux aliments et produit assez rapidement l'impression de satiété. Quand on a tendance à être boulimique, boire permet également de moins penser à la faim. En effet, il arrive que certaines personnes en permanence affamées confondent faim et soif, et se nourrissent au lieu de boire.

Qu'est-ce qu'une alimentation équilibrée, concrètement ?

Les 3 commandements d'une alimentation équilibrée sont les suivants :

1. diversifier ses aliments au maximum ;

2. consommer de préférence des fruits et des légumes de saison ;

3. prendre conscience de ses dépenses caloriques (2 000 kcal par jour pour une petite paresseuse qui s'attaque au programme d'abdo-fessiers) afin de les faire correspondre à ses apports caloriques.

Idée menu maligne pour la ligne

Une femme ayant une activité physique normale, dépensant donc 2 000 kcal par jour environ, doit composer ses repas de la manière suivante (ou équivalente)…

Pour éviter d'avoir trop faim

Il suffit de manger une grosse pomme avant un repas pour en constater l'effet coupe-faim. De plus, ce fruit a tout pour plaire : il est diurétique et contient des vitamines anti-oxydantes, ainsi que des fibres. Vive la pomme !

Le petit déjeuner

- 100 g de lait demi-écrémé : 45 kcal.
- 50 g de musli aux fruits secs : 180 kcal.
- 1 tranche de pain complet : 100 kcal.
- 1 cuillerée de beurre allégé : 35 kcal.
- 1 café noir ou 1 thé non sucré : 0 kcal.

Total : 360 kcal.

Le déjeuner

- 2 morceaux de betterave rouge fraîche : 20 kcal.
- 125 g de viande : 200 kcal.
- 3 aubergines grillées (100 g) : 20 kcal.
- 50 g de comté : 200 kcal.
- 2 tranches de pain complet : 200 kcal.
- 3 abricots frais : 40 kcal.

Total : 680 kcal.

Le déraisonnable au goûter

- 1 baba au rhum : 320 kcal (ça, c'est fatal !).
- 1 café sucré : 25 kcal.

Total : 345 kcal.

Le dîner

- 100 g de concombre avec une sauce au yaourt : 20 kcal.
- 150 g de poisson : 120 kcal.
- 150 g de choux de Bruxelles à la vapeur, avec une sauce légère : 100 kcal.
- 30 g de fromage de chèvre : 60 kcal.
- 2 tranches de pain complet : 200 kcal.
- 150 g de cerises : 80 kcal.

Total : 580 kcal.

Total de la journée : 2 000 kcal environ ! Bingo !

Le top et le flop pour votre ligne

Top

- 100 g de dinde (sans la peau) apportent 25 kcal.
- 100 g de sole grillée apportent 70 kcal.
- 100 g de moules cuites à l'eau apportent 80 kcal.
- 100 g de lapin grillé apportent 170 kcal.

Flop

- 100 g de rillettes apportent 600 kcal.
- 100 g de cacahuètes grillées apportent 600 kcal.
- 100 g de noix sèches apportent 520 kcal.
- 100 g de chips apportent 515 kcal.
- 100 g de boudin apportent 500 kcal.
- 100 g de saucisson à l'ail apportent 500 kcal.
- 100 g de gruyère apportent 400 kcal.
- 100 g de frites apportent 330 kcal.
- 100 g de poulet frit apportent 300 kcal.

Questions-réponses pour faire taire les rumeurs

Voici les principales questions que vous ne manquerez pas de vous poser sur la diététique.

La place des fruits

Q – On dit qu'il ne faut pas consommer trop de fruits afin d'éviter d'absorber trop de sucres, et cela est donc déconseillé dans le cadre de certains régimes. Est-ce vrai ?

R – Faux ! Les fruits sont excellents pour la santé. Pour leurs apports vitaminiques quotidiens, on conseille de manger 2 fruits par jour au moins ou de prendre un grand verre de jus de fruits frais au petit déjeuner.

Ne faites donc pas l'impasse sur les fruits, mais évitez simplement les plus riches tels que les noix ou les amandes. Une fois encore, ne les supprimez pas complètement car vous devez varier au maximum votre alimentation ; afin d'éviter tout risque de carence, ne supprimez aucune denrée naturelle, quelle qu'elle soit.

Info

100 g de fraises apportent 25 kcal.
100 g de groseilles apportent 35 kcal.
100 g de melon apportent 50 kcal.

Le petit déjeuner idéal

Q – Tous les magazines féminins conseillent de faire un très bon petit déjeuner. Est-ce vrai ?

R – Voilà une question pertinente ! Si vous êtes une personne très active, qui a une bonne dépense physique dans la matinée, il n'y a pas de problème. L'un des petits déjeuners idéaux est, par exemple, celui-ci :

- 1 jus de fruits frais
- 2 tranches de pain complet avec de la compote peu sucrée
- 1 yaourt nature ou du fromage blanc à 10 ou 20 % de matières grasses, avec un peu de sucre ou de confiture
- un bol de muesli
- 1 café ou 1 thé.

En revanche, si vous êtes du genre à passer très lentement du lit à votre chaise, à allonger le bras encore plus lentement pour saisir votre bol, à prendre péniblement l'ascenseur jusqu'au parking pour aller en voiture jusqu'à votre bureau, à rester assise toute la journée, avec une interruption pour aller au restaurant d'entreprise situé au sous-sol de l'immeuble de votre société, à revenir vous asseoir devant votre ordinateur, à conduire votre voiture pour rentrer chez vous, à reprendre l'ascenseur, à vous allonger enfin dans votre canapé... Ouf ! Quelle journée active ! Dans ce cas, un petit déjeuner consistant n'est pas pour vous. Rappelez-vous que l'apport calorique doit être égal à la dépense calorique. Si vous avez peu de dépense calorique, votre petit déjeuner devra ressembler à celui-ci :

- 1 verre de jus de fruits frais
- 1 tranche de pain complet avec une noix de beurre ou un peu de compote
- 1 thé ou 1 café

Ce petit déjeuner vous semble moins séduisant, mais il est beaucoup plus raisonnable.

Quand on attend un bébé

Q – Quels sont les aliments que l'on doit consommer en plus grande quantité quand on est enceinte ?

R – Ce sont avant tout les besoins en fer qui vont se faire sentir. Ainsi, 1 000 mg de fer sont indispensables pour l'évolution normale d'une grossesse (les besoins nutritionnels conseillés sont de 30 mg par jour environ).

Pendant le premier trimestre, le taux de fer nécessaire équivaut à 30 % de la totalité des besoins de la grossesse. Soyez vigilante, car en Europe et aux États-Unis, 18 % des femmes enceintes présentent une forme spécifique d'anémie, dite « ferriprive ». En revanche, une dose de fer supérieure à 3 g risque d'être toxique. Faites donc attention.

La future maman témoigne également de besoins plus importants en vitamines A, B6 et B9, et C, ainsi qu'en calcium bien entendu. Mais, en règle générale, une alimentation équilibrée, vigilante pour éviter toute carence, suffit amplement.

Des os solides pour bébé

Il suffit que la future mère consomme régulièrement de la vitamine D. Sa consommation doit être de 0,1 mg/jour. La vitamine D se trouve avant tout dans les poissons gras (saumon, hareng, anchois...), et non dans les poissons maigres tels que la raie ou la sole. En fin de grossesse, les femmes présentent souvent un déficit en vitamine D, surtout en hiver.

L'importance du pain

Q – Quand on adore le pain, et surtout le pain chaud, est-il dramatique au niveau calorique de manger une demi-baguette par jour ?

R – Plutôt, oui, mais il est intéressant sur le plan nutritionnel ! Une demi-baguette représente 600 kcal environ – ce qui est tout de même important (100 g de pain apporte 240 kcal environ). Le pain constitue un aliment de qualité en raison des glucides lents qu'il contient, avant tout sous forme d'amidon (50 g environ pour 100 g de pain) ; il comporte également des fibres, ainsi que des protéines végétales (de 7 à 9 g pour 100 g, selon les types de pains), peu de lipides (1 g), des vitamines B1, B2, B3 (ou PP) et E, et des minéraux (calcium, phosphore, potassium, magnésium, fer). Le pain est donc un aliment très intéressant sur le plan nutritionnel.

Les vertus du bifidus

Q – On dit que les yaourts au bifidus sont excellents pour la santé. Est-ce vrai ?

R – Les bifidobactéries sont présentes dans l'intestin humain, mais il y a un petit problème : elles diminuent avec l'âge. Une alimentation déséquilibrée ainsi qu'une bonne dose de stress peuvent être une source de perturbations telles que des ballonnements ou de la constipation. Il importe donc de consommer régulièrement des yaourts au bifidus. Mais, comme pour toute chose, cela ne réussit pas à tout le monde.

Astuces

Pour consommer moins de calories, il suffit, par exemple, d'utiliser le blanc d'œuf à la place de l'œuf entier. N'hésitez pas non plus à inclure de temps à autre de la papaye dans votre menu, car elle contient beaucoup de bêta-carotène et de vitamine C, et apporte seulement 30 kcal pour 100 g. De plus, cela épatera vos invités. Dernier point : consommez des pâtes à tartiner allégées plutôt que du beurre. Quant à la boisson, l'eau additionnée d'un peu de jus de citron ou d'orange est très en vogue.

Les bienfaits de la soupe

Q – La soupe est-elle l'aliment miracle des régimes hypocaloriques ?

R – **La soupe est l'une des compositions culinaires les plus intéressantes** en raison de la variété des légumes qu'elle peut comporter, et donc des fibres alimentaires qu'ils contiennent. Elle est recommandée en cas de régime ou de prise de nourriture déséquilibrée. On peut en abuser sans le moindre problème ; toutefois, il convient d'éviter sur une longue période les régimes « soupes » qui, malgré leurs qualités nutritives, ne sont pas équilibrés, notamment pour ce qui est des protéines. En France, 35 % des hommes et 38 % des femmes consomment régulièrement de la soupe.

Les légumes : à profusion !

- 100 g de concombre apportent 10 kcal.
- 100 g de radis apportent 15 kcal.
- 100 g de tomates apportent 20 kcal.
- 100 g de haricots verts en conserve apportent 20 kcal.
- 100 g de cresson apportent 20 kcal.
- 100 g de champignons frais apportent 25 kcal.
- 100 g d'aubergine grillée (sans beurre, bien sûr) apportent 25 kcal.
- 100 g de carottes cuites à la vapeur apportent 35 kcal.

10 façons de manger/boire malin pour ma ligne

1. N'attendez pas

Buvez un litre et demi d'eau par jour, mais n'attendez pas d'avoir soif pour boire.

2. Respectez les pourcentages…

… de l'hygiène alimentaire : 15 % de protides, 55 % de glucides et 35 % de lipides.

3. Cessez donc de courir dans tous les sens

Prenez vos repas à heures fixes, de préférence assise. C'est quand même le meilleur moment dans une journée de boulot !

4. Soyez rais'eau'nable

Ne buvez pas plus d'un quart de litre de vin de qualité par repas et limitez-vous à un apéritif par semaine ! L'abus d'alcool est dangereux pour la santé, et, à vrai dire, pas tout à fait compatible avec un programme d'entraînement quotidien, mais il faut aussi savoir se faire plaisir, le tout est de rester raisonnable.

5. Ne faites pas la tournée des 3-étoiles…

… sous prétexte que vous vous bougez les tongues depuis 3 semaines seulement ! Limitez les sorties gastronomiques à une fois par semaine.

6. Ne supprimez aucun aliment

Vous risqueriez de souffrir de carences en vitamines, minéraux, et fibres (certaines se révèlent tardivement).

7. Soyez plus crudités que Paris-Brest

Au restaurant, préférez la formule « entrée-plat » à la formule « plat-dessert ». C'est tout bête, mais cela vous épargne des lendemains qui déchantent.

8. Investissez dans les casseroles et poêles antiadhésives

Pour ne pas utiliser de beurre ou d'huile pardi !

9. Ne zappez pas

En cas de jeûnes répétés, l'organisme augmente ses réserves de graisses en prévision de pénuries. Grossir sans avoir avalé quoi que ce soit, c'est tout de même rageant !

10. Évitez l'unique repas journalier

Hypercopieux donc hyperprofitable ! Mieux vaut prendre plusieurs petits repas qu'un seul pantagruélique.

7

Petit glossaire des abdo-fessiers

Comment devenir une addict du ventre plat et de la fesse ferme ?

Félicitations ! Après ces 3 semaines de programme « spécial abdo-fessiers », vous pouvez être vraiment fière de vous. Vous qui, il y a de cela un mois, ne parveniez pas à faire trois pas sans regretter le doux confort de votre canapé, qui preniez votre voiture pour aller acheter une baguette… au coin de la rue, qui vous mettiez dans le Caddie pendant que Jules poussait… Bravo, encore bravo ! Mais l'entraînement ne s'arrête pas là, et il va falloir à présent garder la pêche et vous atteler à garder une hygiène de vie plus saine. Qui a dit qu'il était difficile d'être jolie et en forme ? 15 minutes d'exercices pas trop violents, une alimentation équilibrée et une attitude positive, voilà qu'est apparue une nouvelle génération de paresseuses ! Et on ne vous en demandera jamais plus ! Mais s'il vous prenait des envies de salles de sport et d'entraînements intensifs, voici quelques activités très à la mode vers lesquelles nous vous conseillons vivement de vous tourner.

Body-attack

Un cours de body-attack dure 45 minutes environ. Cette seule appellation donne des frissons et des convulsions d'effroi à toutes les paresseuses qui se respectent ! Et c'est tout à fait justifié. Il s'agit de donner des coups de pied et de poing chorégraphiés sur une musique assez forte et très entraînante. Si vous cherchez de l'ambiance, vous serez comblée.

Est-ce bien raisonnable ? Le body-attack est loin d'être reposant, vous l'aurez compris : c'est une activité pour grandes agitées du bocal, adeptes des cours ultra-dynamiques, qui désirent vraiment ressentir l'effort d'un bout à l'autre de la séance !

Ça sert à quoi ? S'il développe les capacités cardio-vasculaires, la coordination, la tonicité et la souplesse musculaires, le body-attack n'est pas une technique de combat au sens propre du terme.

Un conseil ? Si vous êtes encore paresseuse, ce n'est pas pour vous.

Cardio-funk

Une séance de cardio-funk dure 45 minutes environ. À l'instar de la plupart des disciplines de fitness, elle comporte un échauffement puis un retour au calme. C'est un cours dynamique, chorégraphié sur une musique de style *funky*.

Est-ce bien raisonnable ? Nécessitant une bonne aptitude à la coordination et au rythme, le cardio-funk s'adresse à des personnes en forme, en bonne condition physique, étant déjà familiarisées à la réalisation d'enchaînements gestuels et ayant une solide résistance cardio-vasculaire.

Ça sert à quoi ? Dans un cours de cardio-funk, on sue beaucoup (beurk !), on saute, on fait de la coordination rapide, on se démène en tous sens. C'est sans doute très sympa, mais uniquement destiné à celles qui ne peuvent tenir en place.

Un conseil ? Si vous êtes encore paresseuse, ce n'est toujours pas pour vous.

Culture physique traditionnelle

Selon les salles, les séances de culture physique traditionnelle durent 30 minutes, 45 minutes ou 1 heure. Elles se composent d'exercices avec bâtons, lests, poids et élastiques, ainsi qu'avec le propre poids du corps. Elles comportent en général 10 minutes d'échauffement sans aucun matériel, ensuite une partie faisant travailler tout le corps, en position debout, puis vient le travail au sol, qui s'achève par 5 minutes de retour au calme ou de relaxation.

Est-ce bien raisonnable ? La culture physique traditionnelle est intéressante en raison du travail corporel symétrique ; le rythme est souvent lent. C'est pourquoi elle s'adresse à chacune d'entre nous.

Ça sert à quoi ? Eh bien, à se cultiver physiquement, pardi !

Un conseil ? Si un cours de culture physique est effectué avec douceur et sans poids, par exemple, peut-être ne vous semblera-t-il pas si rébarbatif que ça. Alors pourquoi ne pas essayer ? Si vous êtes encore un chouia paresseuse, les cours de culture physique traditionnelle sont donc faits pour vous.

Fitness

Le mot désigne l'ensemble des disciplines de la forme, allant du yoga jusqu'à l'aérobic. On pourrait dire « activités sportives en salle », mais ça ferait vraiment trop démodé. Toutes les activités présentées dans ce glossaire sont des activités de fitness.

Hi-low-combo *(high and low combination)*

Une séance dure 1 heure environ et se termine souvent par des exercices chorégraphiés lents. Il s'agit de réaliser une chorégraphie fondée sur la progression de la difficulté de coordination.

Est-ce bien raisonnable ? Il importe d'avoir le sens du rythme. La musique est en général de style latino – ce qui est très agréable et très tendance en ce moment.

Ça sert à quoi ? À stimuler son système cardio-vasculaire comme jamais.

Un conseil ? Le hi-low-combo est classé dans les activités dynamiques et nécessite une pratique préalable du fitness. Si vous êtes encore paresseuse, fuyez pendant qu'il est encore temps !

Low-impact-aerobic

La durée d'une séance est en règle générale de 45 minutes, avec un retour au calme de 5 à 7 minutes.

Est-ce bien raisonnable ? Sachez que l'aérobic n'est plus du tout ce qu'il était dans les années 1980 : il comporte beaucoup moins de sauts qu'auparavant, et c'est avant tout une chorégraphie complète réalisée sur un rythme assez soutenu. Les professeurs font souvent la même chorégraphie pendant deux ou trois mois – ce qui permet de bien l'assimiler.

Ça sert à quoi ? Le low-impact-aerobic est destiné aux personnes désirant se dépenser, se déchaîner, s'extravertir pendant 45 minutes sur une musique infernale.

Un conseil ? Si vous êtes adeptes du hamac-impact, il est bien possible que ce ne soit pas vraiment votre cours préféré.

Musculation

En règle générale, une séance de musculation dure 1 heure. Voici enfin une activité que l'on peut faire à son rythme, en choisissant le moment et la durée des temps de récupération : 3 minutes d'effort et 10 minutes de repos... – c'est bien sûr le contraire qu'il faut faire. La musculation peut être pratiquée sur des appareils de musculation ou avec son propre poids du corps – lorsqu'on fait des pompes, par exemple.

Est-ce bien raisonnable ? Il est essentiel de suivre un programme établi par un professionnel et, avant de se lancer, d'avoir subi différents tests à l'aide de méthodes spécifiques : en général, le professeur de gymnastique vous fait remplir un questionnaire pour connaître vos aptitudes et vous demande de vous soumettre à quelques épreuves physiques – pas trop dures, rassurez-vous. Tout cela lui permet d'établir un programme d'entraînement personnalisé et sérieux.

Faire de la musculation peut dépendre de beaucoup de choses : de votre humeur, si vous la faites seule ou non – avec une amie, vous risquez plutôt de discuter que de vous entraîner vraiment –, de votre état de fatigue – qu'il soit ou non chronique –, de la présence de beaux mâles dans la salle, de votre digestion...

Avant de commencer votre séance de musculation, n'oubliez pas de vous échauffer pendant 10 minutes sur un vélo.

Ça sert à quoi ? La musculation s'adresse à toutes celles qui veulent raffermir très vite leur corps – rassurez-vous, un programme bien conçu ne vous transformera pas en Golgotha –, à celles qui aiment travailler à leur cadence, sans stress, voulant se reposer quand elles en ont envie.

Un conseil ? Si vous êtes encore paresseuse, c'est bien pour vous.

Pump

En règle générale, un cours de pump dure 45 minutes, et c'est amplement suffisant !

Est-ce bien raisonnable ? Très à la mode depuis une quinzaine d'années, le pump consiste à se remuscler à l'aide d'une barre et de poids, en suivant le rythme d'une musique. C'est une activité hyperdynamique et très physique, qui comprend un échauffement, parfois une partie spécifique sur step et 5 minutes de relaxation.

Ça sert à quoi ? C'est vraiment la discipline par excellence pour celles qui veulent gagner du muscle.

Un conseil ? Le pump s'adresse aux amoureuses des cours bien rythmés, qui adorent s'éclater tant sur le plan physique que psychologique.

Step

Un cours de step dure 30 ou 45 minutes et comprend une première partie de mise en condition, une partie spécifique assez intensive et un retour au calme.

Est-ce bien raisonnable ? Il s'agit de monter et de descendre une sorte de marche sur le rythme d'une musique. C'est à la fois sportif et ludique.

Ça sert à quoi ? Le step s'adresse aux personnes qui ont une énergie d'enfer et qui désirent raffermir leurs hanches et leurs cuisses tout en exerçant leur système cardio-vasculaire.

Un conseil ? Il importe d'être bien chaussée pour pratiquer le step et de ne pas en abuser, car vous prendriez du volume musculaire au niveau des cuisses.

Stretching

Les séances de stretching durent 30 ou 45 minutes, rarement 1 heure. C'est un ensemble de techniques d'étirements issues du hatha-yoga et de la danse classique dont vous avez pu expérimenter quelques poses dans cet ouvrage. Il comporte cinq méthodes de base : la *passive lift and hold*, qui consiste à exercer une traction passive et à tenir la position ; la méthode PNF (*proprioceptive neuromuscular facilitation*), une méthode demandant de la précision et de l'organisation gestuelle ; le *ballistic and hold*, qui consiste à balancer et maintenir la position ; la *relaxation method*, fondée sur la relaxation ; enfin la *prolonged stretching*, un stretching prolongé. Aussi, selon la formation du professeur, le stretching peut être très différent d'un cours à l'autre.

Est-ce bien raisonnable ? Plus que raisonnable, le stretching est une activité très recommandée, car très bénéfique.

Ça sert à quoi ? Le stretching est avant tout recommandé aux personnes très raides, qui ont mal au dos ou qui détestent les efforts violents. Mais il s'adresse à tout le monde, car il est essentiel d'entretenir son amplitude articulaire tout au long de sa vie.

Un conseil ? Si vous êtes encore paresseuse, foncez !

Table des matières

Pour l'éditeur, le principe est d'utiliser des papiers composés de fibres naturelles, renouvelables, recyclables et fabriquées à partir de bois issus de forêts qui adoptent un système d'aménagement durable.
En outre, l'éditeur attend de ses fournisseurs de papier qu'ils s'inscrivent dans une démarche de certification environnementale reconnue.

PAPIER À BASE DE FIBRES CERTIFIÉES

MARABOUT
s'engage pour l'environnement en réduisant l'empreinte carbone de ses livres.
Celle de cet exemplaire est de :
600 g éq. CO_2
Rendez-vous sur
www.marabout-durable.fr

Photocomposition Nord Compo

Imprimé en Italie par Lego Lavis
Dépôt légal : Février 2013
ISBN : 978-2-501-08431-4
Codif : 4126751/02